自宅でできる
ライザップ
体操編

扶桑社

はじめに

２０２０年から世界中で猛威を振るっている新型コロナウイルス。２０２１年になっても一向に収束せず、〝テレワーク〟や〝ステイホーム〟などの在宅中心の生活を余儀なくされている人がたくさんいます。それによる運動不足によって〝コロナ太り〟になったり、肩や腰など体が痛くなったり、高齢者の方の中には体を動かしにくくなったという人も数多くいるようです。

　ライザップの運動メソッドが自分の家でもできる――。そんなコンセプトから生まれた『自宅でできるライザップ』シリーズ。**今回は、自宅で簡単にできる「ライザップ体操」**を収録しています。**リズ

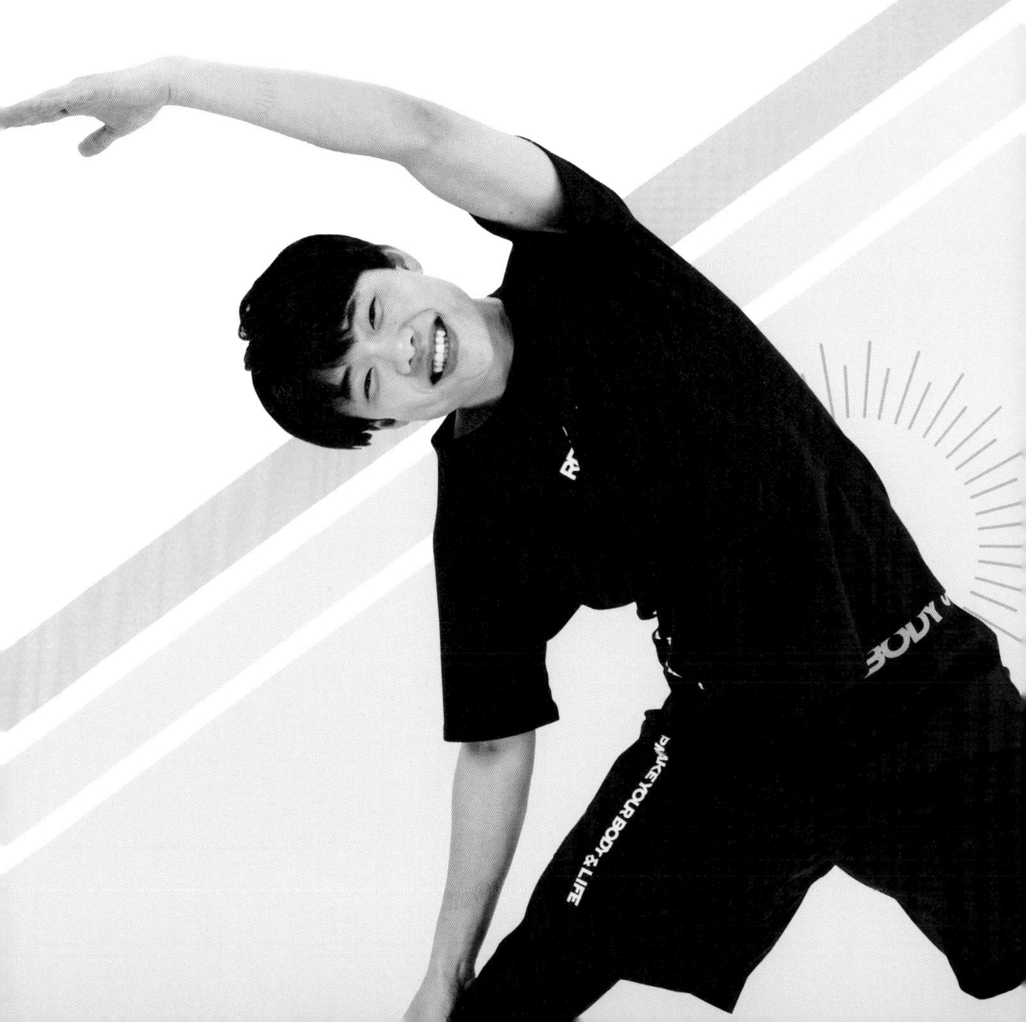

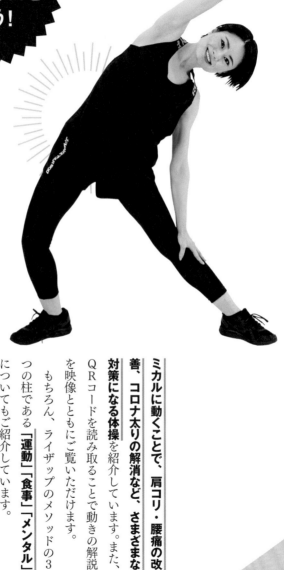

リズミカルな体操で健康的な毎日を過ごそう!

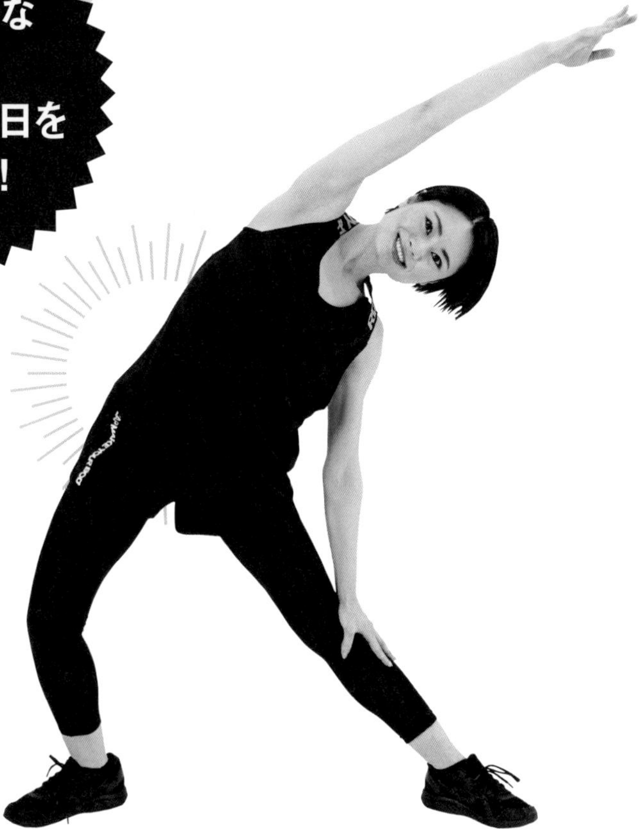

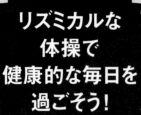

ミカルに動くことで、肩コリ・腰痛の改善、コロナ太りの解消など、さまざまな対策になる体操を紹介しています。また、QRコードを読み取ることで動きの解説を映像とともにご覧いただけます。

もちろん、ライザップのメソッドの3つの柱である**「運動」「食事」「メンタル」**についてもご紹介しています。

人は適度な運動が必要ではありますが、このような状況下では外で運動するのはなかなか難しいのが現状。皆さんもご自宅でできる**「ライザップ体操」で、健康的な毎日を過ごしましょう。**

CONTENTS

健康な体を取り戻す

ライザップ式 3つのルール

運動

下半身を鍛えて運動不足を解消する

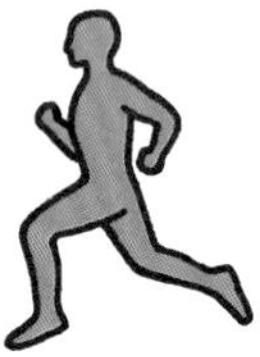

長引く新型コロナウイルスの影響のもと、多くの人が運動不足を感じています。健康維持のためには身体活動量を増やし、運動習慣を取り戻すことが肝心です。本書で紹介するライザップ体操は、曲に合わせて楽しみながらできる運動です。体をほぐすストレッチ編、筋力をつける筋トレ編、脂肪を燃焼させるリズム体操編の3つを習慣化することで体力を増進。心身ともに元気な体づくりをしっかりサポートします。

食事

生活のリズムを整え 規則正しい食事を！

長期間の自粛生活の中、食事が不規則になった、栄養バランスが偏りがちになった……など、食生活に関する悩みも多く聞かれます。また、身体活動量が減ったのにそれまでと同じ食事をとり、コロナ太りに悩んでいる人も。逆に、ストレスで食欲がなくなり、体重が減ったという話を聞くこともあります。運動と食事は健康維持の両輪。エネルギー不足に気をつけ、バランスよく栄養をとることを心がけましょう。

メンタル

モチベーションを見つけて やる気を取り戻す

自粛生活など行動制限がある中では、運動を習慣化するモチベーションは下がりがちです。やる気や気力がなくなり、運動をしなくなったという人もいるのでは。ストレッチを1週間続けてみる、1日おきにスクワットにトライしてみるなど、短期でいいので、まずは目標を立てて少しずつクリアしていきましょう。オンラインや動画などを活用して楽しく運動に取り組むことも、やる気につながります。

スマートフォン、タブレット付属のカメラやアプリを使ってQRコードを読み取り、専用のページにアクセスしてください。

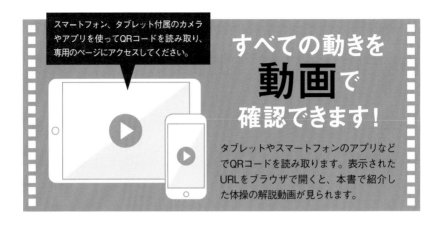

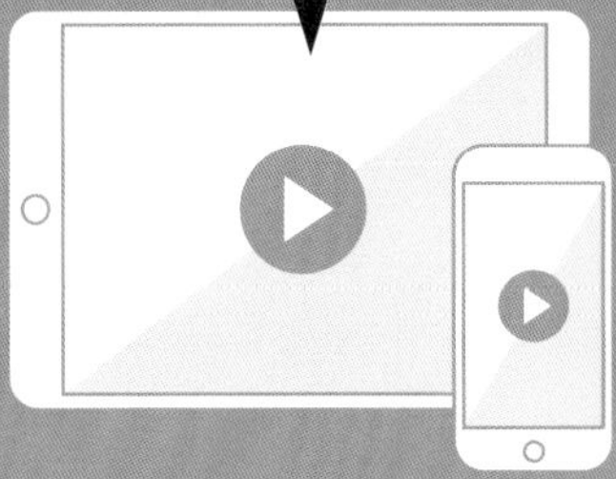

すべての動きを動画で確認できます！

タブレットやスマートフォンのアプリなどでQRコードを読み取ります。表示されたURLをブラウザで開くと、本書で紹介した体操の解説動画が見られます。

収録されているメニュー項目

■ライザップ体操 ストレッチ編

バックランジwithツイスト、ドロップランジ、ラテラルスクワット、カーフストレッチ、三角のポーズ

■ライザップ体操 筋トレ編、筋トレ編スローバージョン

ツイストランジ、スクワット、スモウスクワット、サイドランジ、サイドジャンプ、ツイストニーキック、クールダウン

■ライザップ体操 リズム体操編

ツイストランジwith体ひねり、ジャンピングスクワット、手振り、ツイストパンチ、ラテラルスクワット、脚クロスタッチ、ツイストニーキック、クールダウン

トレーニング実践時の注意

■本書および動画に収録された体操を行う際は、周囲に障害となるものがなく、安全な場所で、無理をせず、ご自身の体調を踏まえて実践してください。

■筋肉痛や腰痛、ひざ痛など、動くのがつらいときや、生理前や生理中、体に違和感を覚えるときは中止しましょう。出産後や病後は医師に相談してから行ってください。妊娠中は控えてください。

■株式会社扶桑社ならびに動画の制作会社ならびにRIZAP株式会社は、本体操を実践したために直接的または間接的に生じた損害について一切責任を負いません。

注意事項

■当コンテンツの閲覧に必要になるQRコード、およびURLの転載、転売、譲渡をかたく禁じます。転売および譲渡されたQRコード、およびURLでの閲覧は厳禁です。

■当コンテンツは閲覧用としてのみ、ダウンロード・オンライン閲覧を許可します。当コンテンツの全部または一部をネットワーク上にアップロードすること、複製・複写物を公開すること等を禁じます。

■利用者が不正もしくは違法に本サービスを利用することにより、当社に損害を与えた場合、当社は当該利用者に対して相応の損害賠償の請求（弁護士費用を含む）を行う場合があります。

■本サービスは予告なく内容を変更することや終了することがあります。

■QRコードは株式会社デンソーウェーブの登録商標です。

PART 1

ライザップ体操

基本編

運動は体の機能や筋力を高め、心身の健康を守ります。
身体活動量が減っている今だからこそ、日常的な運動の
実践が大切になっています。まずは、運動効果と
ライザップ体操の特徴を知ることからスタートです！

〝動かない生活〟は心身に不調をもたらします

新型コロナウイルスによる長期間にわたる自粛生活で、子どもからお年寄りまで、あらゆる世代で身体活動量の減少が指摘されています。

テレワークやオンライン授業の実施で通勤・通学の時間が少なくなった、歩数が減った、座っている時間が長くなったと感じる方は多いのではないでしょうか。感染防止のために密集・密接を避けるのは必要ですが、友人との交流がなくなったり、会話が減ったりすることは、特に高齢者にとっては大きな健康リスクとなっています。

活動量が減った〝動かない生活〟は体だけでなく、メンタル面にもマイナスです。夜型生活になり朝日を浴びなくなった、生活が不規則になったなど、生活リズムが乱れやすくなります。そうしたことをきっかけに、コロナうつといわれるように、心の健康バランスを崩してしまう人も少なくありません。

身体活動は気分転換やストレス発散になり、メンタルヘルスの不調を改善するためにも有効なのです。

動かない生活とは？

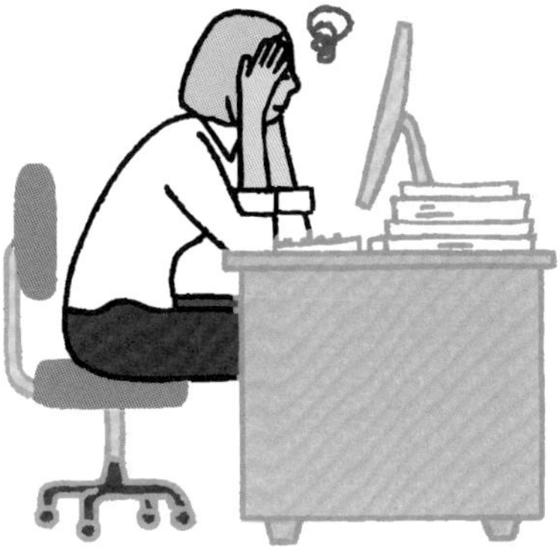

座りっぱなしで血流が悪くなり、肩こりや腰痛などの原因に。寿命が縮まる可能性もある！

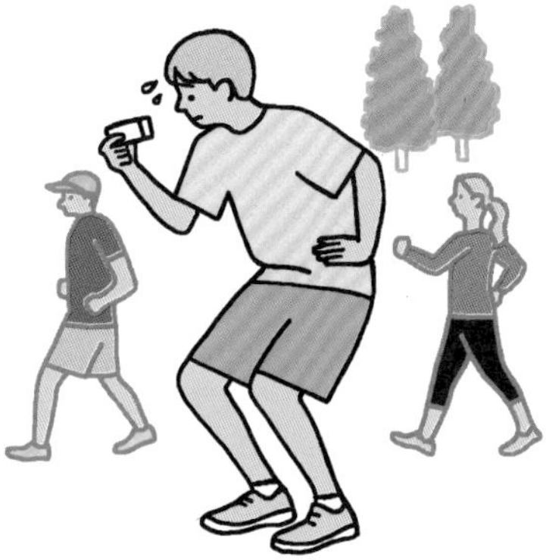

外出を控えることによる1日の歩数の減少は、日本だけでなく世界的な健康課題となっている。

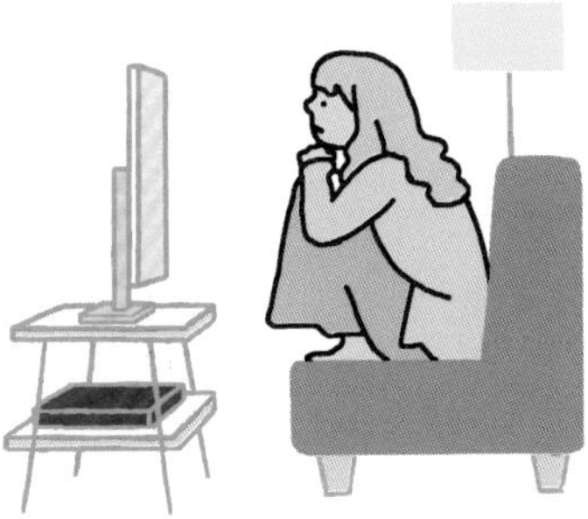

巣ごもり生活で人との交流が減少し、ひとりで過ごす時間が増加。会話が減って心にも悪影響。

あらゆる世代が運動不足。体の機能は低下します

運動不足は体力や筋力、心肺機能の低下などを招きます。体力や筋力が低下すれば、疲れやすくなったり、感染症にもかかりやすくなったりします。また、肥満になりやすくなり、さまざまな生活習慣病のリスクを高めます。運動不足は喫煙や高血圧と同じように、死因のひとつになり得るのです。

人生100年時代といわれていますが、気をつけたい病気や見直したい生活習慣というのはライフステージで違ってきます。ですから、自粛生活による運動不足が招く健康リスクは、子ども、働き盛りの中高年、高齢者では違っているといえます（13ページ参照）。コロナ禍の「ステイホーム」による子どもたちの健康や発達への影響も心配されています。発育・発達時期に子どもが積極的に運動をすることは、体力増進や運動能力を伸ばすだけでなく、脳や知的な発達にも大きく関わっているためです。

体力の保持増進と病気予防。運動の目的にいま一度目を向けたいものです。

自粛生活がもたらす健康リスク

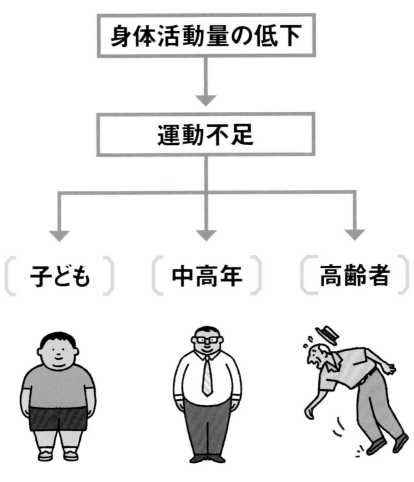

身体活動量の低下

↓

運動不足

↓

〔子ども〕

体力低下のほか、柔軟性やバランス力の低下も心配される。また、学校再開後の運動で骨折などをするケースがあり、ケガのリスク大。

〔中高年〕

肥満から生活習慣病のリスクが大。血流の悪化や血栓ができるリスクも上昇する。肩こり、腰痛、目の疲れなどにもつながる。

〔高齢者〕

筋量・筋力の低下により、ロコモティブシンドロームやフレイルが心配される。認知機能に影響を及ぼし、認知症発症のリスク大。

改めて運動の効果を知る

ここで改めて運動が体の機能に及ぼす役目を見てみましょう。運動が習慣化されると、体内に酸素を取り入れる能力が高まります。すると次のように体のさまざまな機能が向上します。

●心肺機能が高まり、血流がよくなる
●酸素を多く取り入れられるので、呼吸が楽にできるようになる
●筋肉量が増え、肥満になりにくい
●血液中の脂質が減少し、動脈硬化を予防して血管の健康を維持
●ブドウ糖を効率よく利用でき、糖尿病の予防になる
●汗をかきやすくなり、体温調節の働きが向上する
●骨を強くする
●免疫機能が向上する
●気分転換によるストレスの解消

このように運動の効果は多くありますが、大切なのは運動を習慣にすること。運動習慣のある人は運動習慣のない人よりも、余分なエネルギーを体内に蓄積しにくいのです。同じ運動をしても脂肪を燃焼しやすい体になります。

運動の習慣化で得られるもの

生活習慣病の予防

体内の脂肪と筋肉の割合が変化し、体重が同じでも筋肉量が多い体になる。エネルギーを消費しやすくなり肥満を防止、糖代謝も向上して糖尿病を予防する。運動により血管の機能が高まり、高血圧を改善。血液中の中性脂肪が低下、善玉コレステロールを増やす。メタボリック症候群の予防につながる。

疲れにくい体をつくる

運動習慣によって心肺機能が高まることで血流は改善。酸素や栄養素が体のすみずみまで行き渡り、代謝促進による疲労物質の除去にもつながる。スタミナや粘り強さがアップしてバテない体をつくったり、疲労の回復を早めたりすることにもつながる。また、運動で筋肉の緊張を解けば、疲れも軽減する。

引き締まった体型を維持する

運動をせず極端な食事コントロールでただやせるだけでは、筋肉まで落ちてしまい不健康な体に。運動で筋肉をつけることで脂肪が燃えやすくなり、基礎代謝の高い体をつくることになる。体も引き締まり、シルエットを変えることができる。リバウンドのリスクも低くなり、太りにくい体になる。

脳が活性化されストレスも軽減

運動することで心を安定させる働きを持つホルモンが分泌され、気分の落ち込みの解消、心と体のリラックス、睡眠リズムの改善などの作用をもたらす。運動は脳の活性化に役立つとされ、認知症予防にもつながる。身体活動量の多い人は、うつ病になるリスクも低いといわれている。

ライザップ体操で 下半身の力を取り戻す

運動不足だからといって、いきなり負荷の高い運動をするのはケガのもと。長期間にわたり運動不足が続いた場合、軽めの運動から始めて少しずつ負荷を高めていきたいものです。運動不足を解消するために考案したのが、本書で紹介する「ライザップ体操」です。

歩数が少なくなったと感じる場合、まず取り組みたいのは下半身を動かすこと。お尻、太もも、ふくらはぎなど、全身の筋肉の約7割が集まるのが下半身です。下半身の大きな筋肉を動かすことで、効率よく筋肉量を増やすことができ、代謝のいい体をつくります。

ライザップ体操は、歩行に必要な股関節まわりの筋肉や腸腰筋をしっかり動かす、さまざまな動作を取り入れているのが特徴です。歩行に必要な筋肉を鍛えることは、ポッコリお腹の解消や美脚づくりにもつながります。

曲に合わせて楽しく行うライザップ体操なら、子どもからお年寄りまで安全に無理なく体力をつけていくことができます。

ライザップ体操でおもに鍛える筋肉

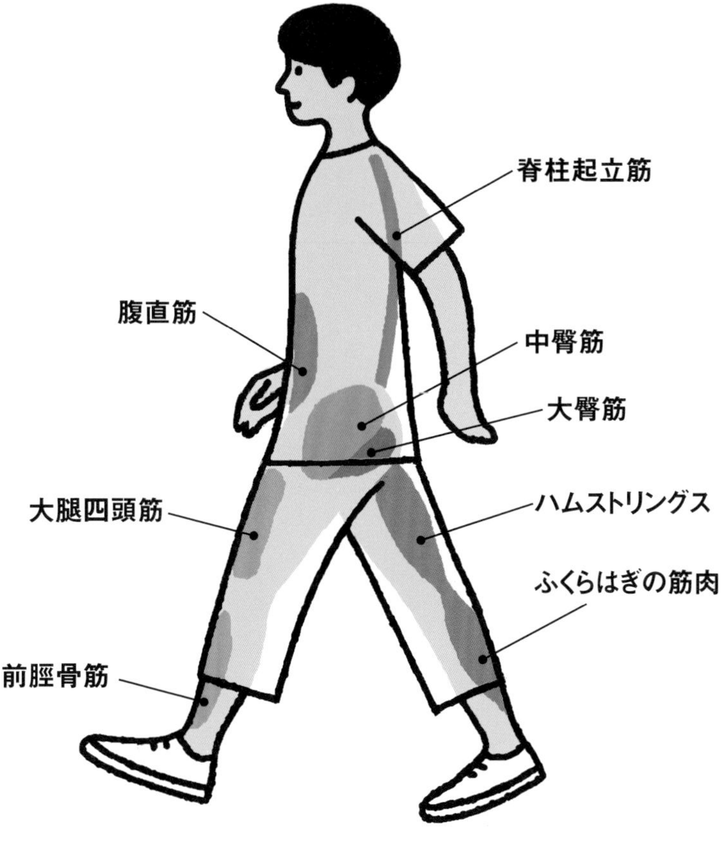

歩くときはさまざまな筋肉が使われる。お尻の筋肉や太ももの筋肉など股関節まわりの筋肉が動かなくなると、足だけで歩こうとしてふくらはぎが太くなる。

【腸腰筋】

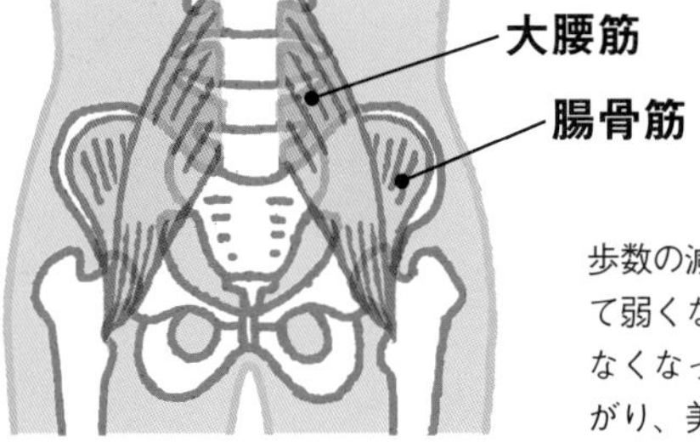

歩数の減少で腸腰筋も硬くなって弱くなる。お腹まわりが動かなくなってポッコリお腹につながり、美容的にもマイナス。

COLUMN 1

運動中はこまめな水分摂取を。日常生活でもしっかりとる!

運動中はこまめに水分補給——これは脱水を防ぎパフォーマンスの低下を防ぐために必要です。特に夏は汗をかきやすいので、安全に運動を行うためにもしっかり実践しましょう。では何を飲めばいいのか？　大量に汗をかくだけなら水でいいのですが、激しい運動をするときは、必須アミノ酸であるBCAA（バリン、ロイシン、イソロイシン）が含まれたドリンクがオススメです。BCAAを摂取することで、トレーニング中の筋タンパク質の分解を防いでくれるからです。また、冷たいものや硬度の高すぎるものは内臓に負担がかかるので、なるべく避けましょう。

運動中だけでなく、日常的にも水分摂取は重要です。特にダイエット中なら、なおさらです。水分不足だと酸素や栄養素が十分体に運ばれないので代謝がスムーズに行われず、脂肪燃焼にもマイナス。1日の摂取量の目安は女性なら2ℓ、男性なら3ℓになります。

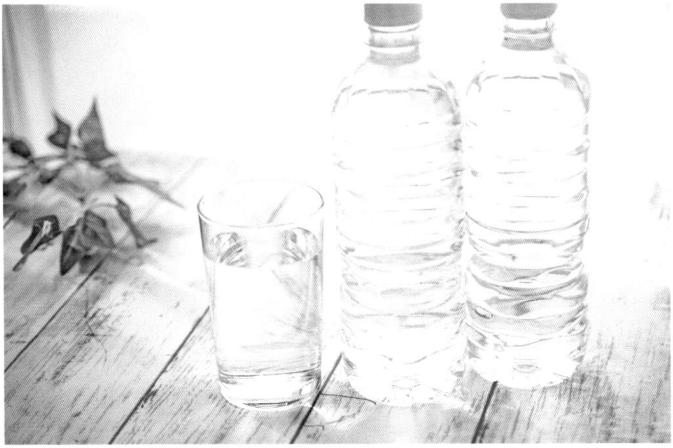

yasuyasu99 / PIXTA（ピクスタ）

PART 2

ライザップ体操

実践編

体をほぐす「ストレッチ編」、筋力アップを目指す
「筋トレ編」、脂肪燃焼を狙う「リズム体操編」――。
どれも3～4分で終わるので、毎日のルーティンに。
楽しく体を動かして、心身の元気を取り戻そう!

元気な体をつくる３つのライザップ体操

ライザップ体操は、ストレッチ編、筋トレ編、リズム体操編の３つがあります。３つを続けて毎日行うのが理想ですが、どれかひとつだけでもＯＫ。

ストレッチ編は、体操を行う前の導入のエクササイズ。ストレッチを中心にすることで体の柔軟性を高め、筋トレ編の効果をさらに高めます。

筋トレ編は、ライザップ体操のスタンダード。ユーチューブでも公開され、２万回以上再生されています。全身を動かしながら、運動不足によりあまり動かされていない筋肉にアプローチします。負荷を上げたい場合は、ペットボトルを持って行うといいでしょう。

リズム体操編は、有酸素運動の要素を取り入れているので、脂肪燃焼力を高めます。ストレッチ編、筋トレ編を行った後に行うのが効果的です。

ライザップ体操は道具が必要なく、室内で行うスペースがあればどこでもできます。隙間時間や、朝のルーティンなどに取り入れて、少しでも体を動かす時間を持ちましょう。

ストレッチ編

関節の可動域を広げ ガチガチの体を しなやかにする

比較的負荷の軽い5つのストレッチ系運動から構成。体をほぐして柔軟性をアップするのが目的で、気持ちよく狙ったところを伸ばしていくこと。これまで運動習慣がなかったという人は、この運動からスタートしたい。筋トレ編にトライする前の準備運動にも○。

筋トレ編

大きな筋肉に 刺激を与えて 筋肉量を取り戻す

ランジやスクワットなど下半身を鍛える筋トレ種目を多く取り入れ、やや負荷の高い構成。お尻まわりや太ももの筋肉量を取り戻すのが目的。スクワットやランジでつらいと感じたら、浅くしゃがみ込むなどして負荷を軽くして行う。食後に行うのは避けるように。

リズム体操編

筋トレ＋有酸素運動で 全身の代謝をUP やせやすい体に

下半身の筋トレ種目に全身を使う有酸素運動をプラスして構成。心肺機能を高めて代謝をよくするのが目的。脂肪燃焼効果が高いので、肥満解消にも最適。筋トレ編の後に行うのが効果的。手足を使うリズム運動も取り入れているので、バランス感覚なども養われる。

笑顔で実践！
ライザップ体操のルール

ライザップ体操を行うときのルールは左ページの通り。安全に、効果を最大限に得るために守っていただきたいですね。

そして、笑顔で行うのもルールのひとつ。笑顔は顔の表情筋でつくられます。笑顔によって表情筋が鍛えられ、リフトアップ効果も期待できます。また、口角を上げて微笑むと表情筋の動きは脳に伝わり、免疫力を高める効果も期待できるのです。

体操を行うときも
笑顔で表情筋を鍛える!

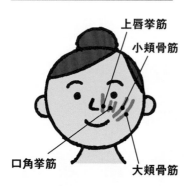

コロナ禍のマスク生活で表情が乏しくなると、表情筋がなまけてたるみ顔に！　笑顔は頬や口まわりの表情筋のトレーニングになる。

ライザップ体操を行うときの注意

- □ 3つの運動を続けて行うときは
  ストレッチ編
  ↓
  筋トレ編
  ↓
  リズム体操編
  の順番が効果的

- □ ひとつの運動だけを続けてもOK

- □ 会話できるくらいの強度で行う。
  息が上がるときは
  休憩を入れながら行う

- □ 痛みがあるとき、行っているときに
  痛みが出てきたらやめる

- □ 水分をとりながら行う

筋肉をほぐして関節をやわらかく

ストレッチ編

全身を伸ばす、わき腹を伸ばす、太もや内ももを伸ばす……5つの運動でどの部位にアプローチするかを26ページから解説しています。アプローチする筋肉に意識を向けて、息を吐きながら気持ちよく筋肉を伸ばしましょう。

股関節を大きく動かし、体を徐々に運動に慣らしていきます。慣れてくると体の軸が安定し、動きもスムーズに。動画のリズムに無理に合わせようとせず、最初は自分のペースで行うようにしてください。

こんな人におすすめ

- 体が硬い人
- 運動習慣がない人

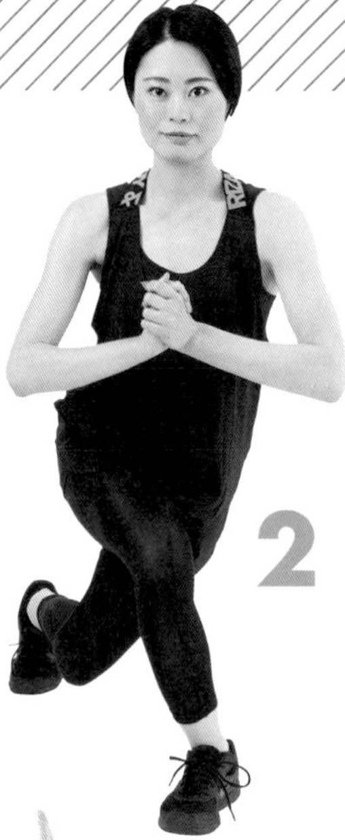

2 ドロップランジ

START

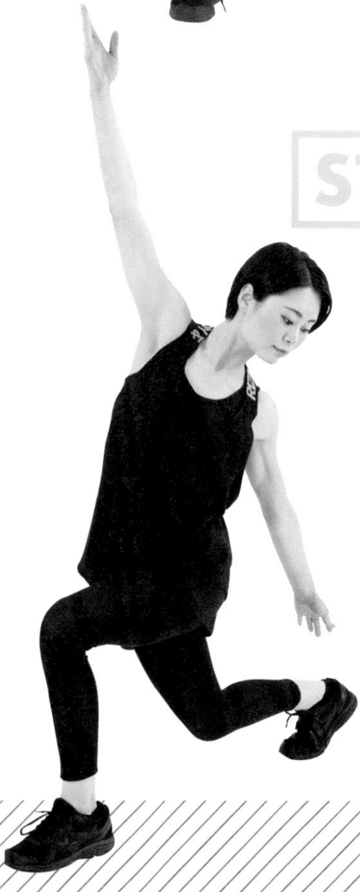

1 バックランジ withツイスト

3 ラテラルスクワット

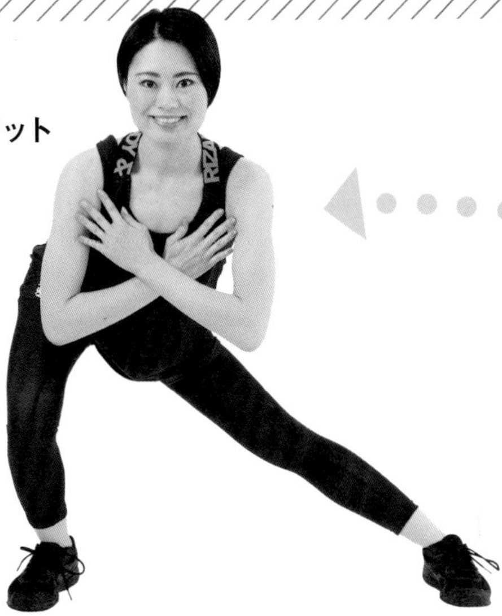

4 カーフストレッチ

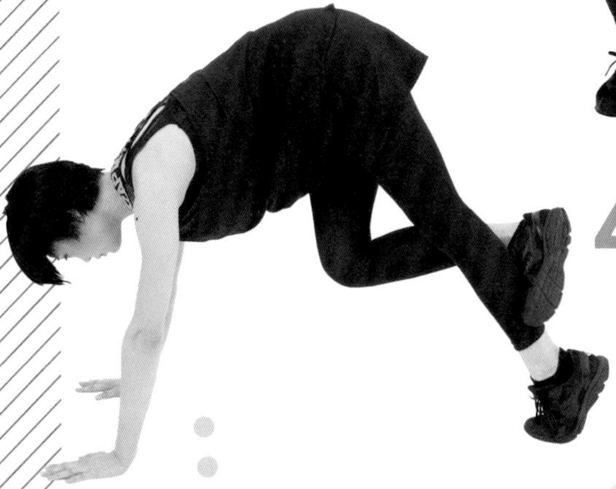

5 三角のポーズ

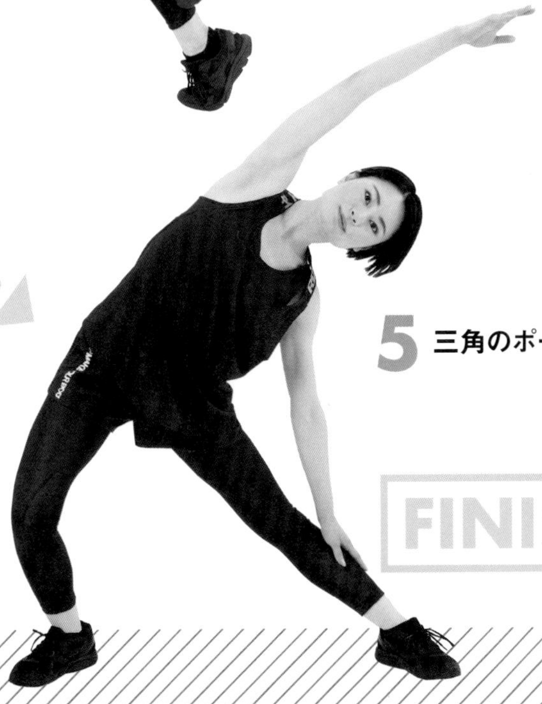

FINISH

Let's enjoy

股関節の動きがよくなり、体幹も安定する

バックランジ withツイスト

股関節まわり　体幹

お腹に力を入れて胸を張り、バランスをとるのがコツ。
体を大きくひねることで心拍数もアップ。体も温まります。

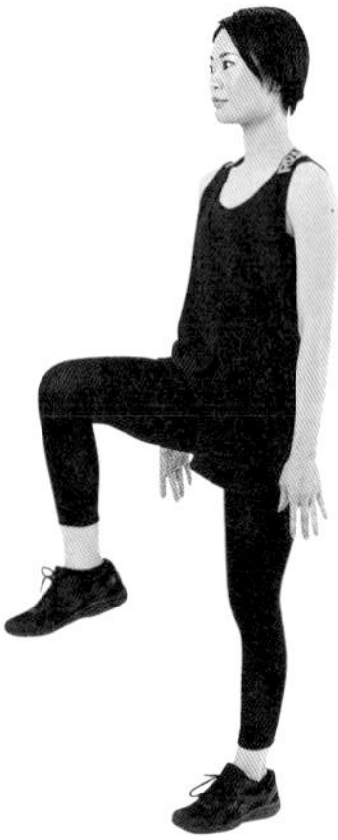

1

肩の力を抜いて立ち、両手のひらを内側に向け、右ひざを曲げて、右太ももが床と平行になるまで上げる。

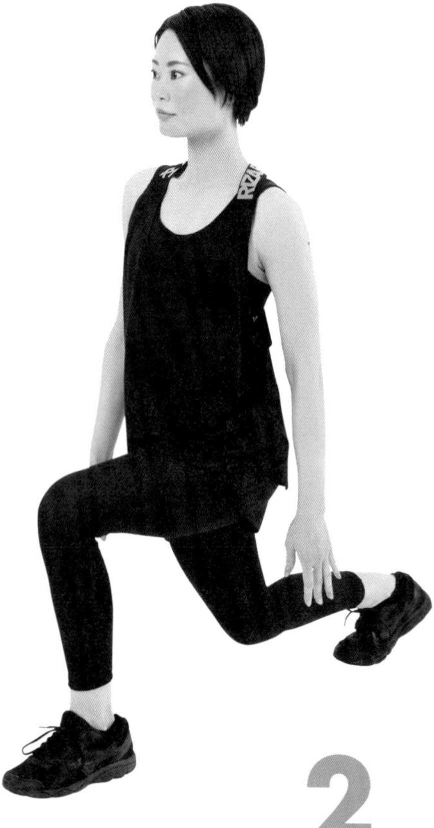

2

そのまま右脚を一歩後ろに大きく伸ばし、右ひざが床につく寸前まで腰を落とし、背筋をまっすぐキープ。右ひざと右つま先は同じ方向を向くようにする。

NG ×

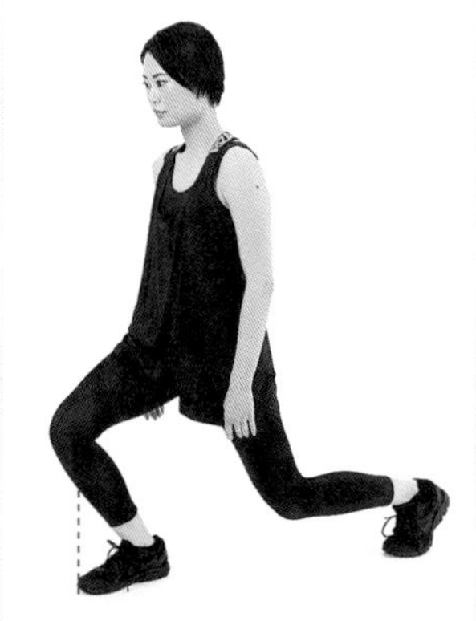

ひざがつま先より前に出ると、ひざへの負担に。前脚のかかとに体重をのせて。

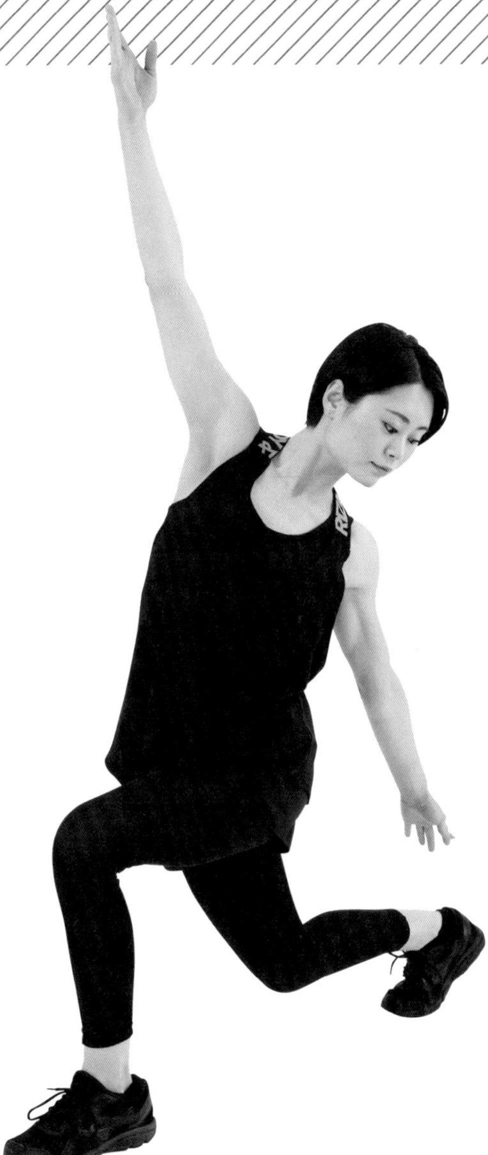

3

姿勢を維持したまま、右手のひらを内側に向けて右腕を上げ、右わき腹を伸ばし、左手は右脚に近づけて体をひねる。2⇒1と戻り、右脚を床につけ、反対側の脚も同様に行う。

NG ×

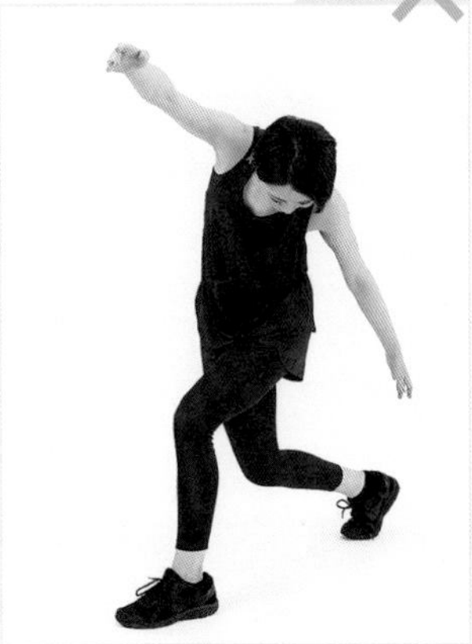

背中が丸くなり姿勢が崩れると、お尻への刺激が軽減。軽く胸を張って。

Let's enjoy

お尻の筋肉をゆるめて股関節の動きを向上

大臀筋

ドロップランジ

股関節の可動域が広がり、動きもスムーズに。
下半身全体をバランスよく使うので代謝もアップ！

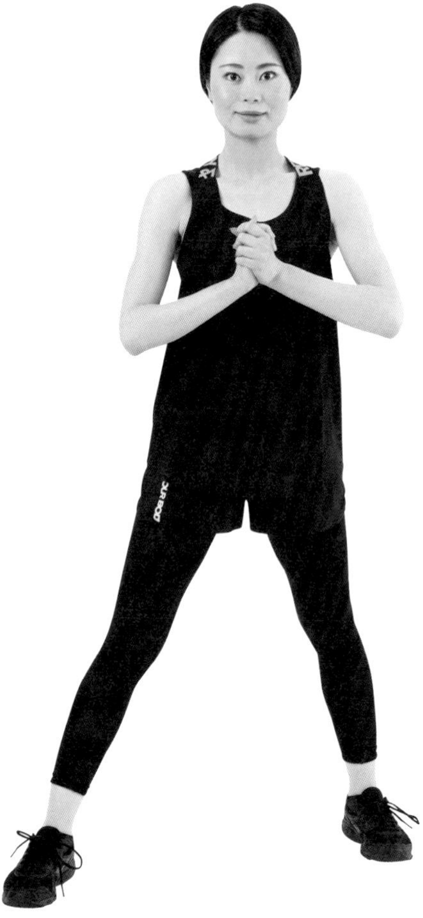

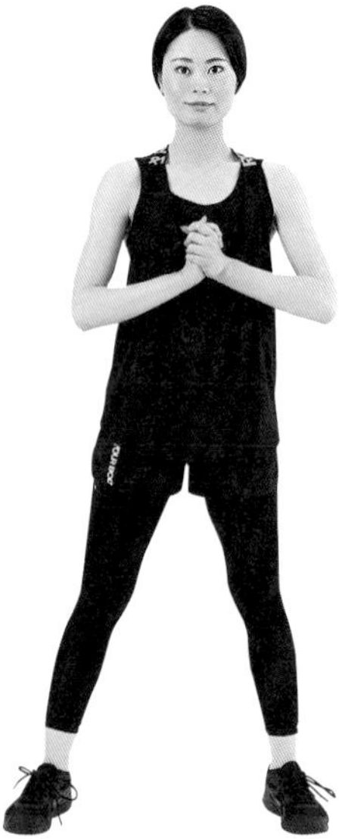

1 両脚を肩幅よりやや広く開き、胸の前で両手のひらを合わせて軽く握る。

2 そのままの姿勢で、右脚を半歩前に踏み出す。

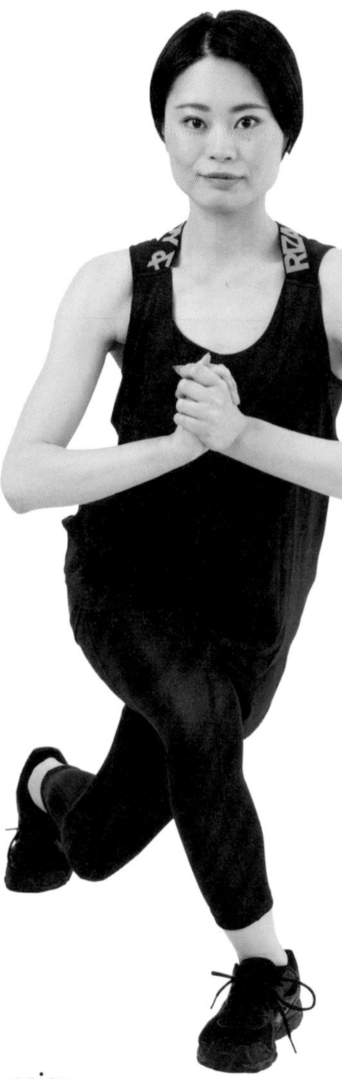

3

左脚を斜め後ろに大きく伸ばし、床につくと同時に右ひざを曲げてしゃがむ。このとき右側のお尻が伸びているのをしっかり感じて。**2**⇒**1**と戻り、反対側の脚も同様に行う。

Let's enjoy

NG

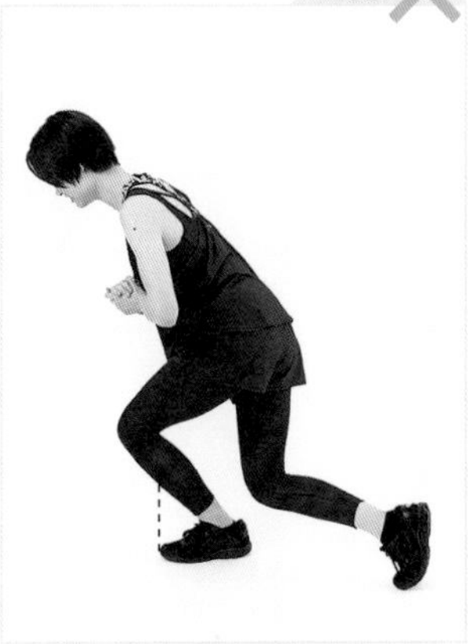

前傾姿勢になり、ひざがつま先より前に出ると、ひざへの負担になる。

横への動きで中臀筋と太ももをしっかり刺激！

ラテラルスクワット

中臀筋
大腿四頭筋
内転筋

中臀筋は大臀筋の内側にある、お尻の横の上のほうの筋肉。
横方向に力を加えることで刺激され、体のバランスがとりやすくなる！

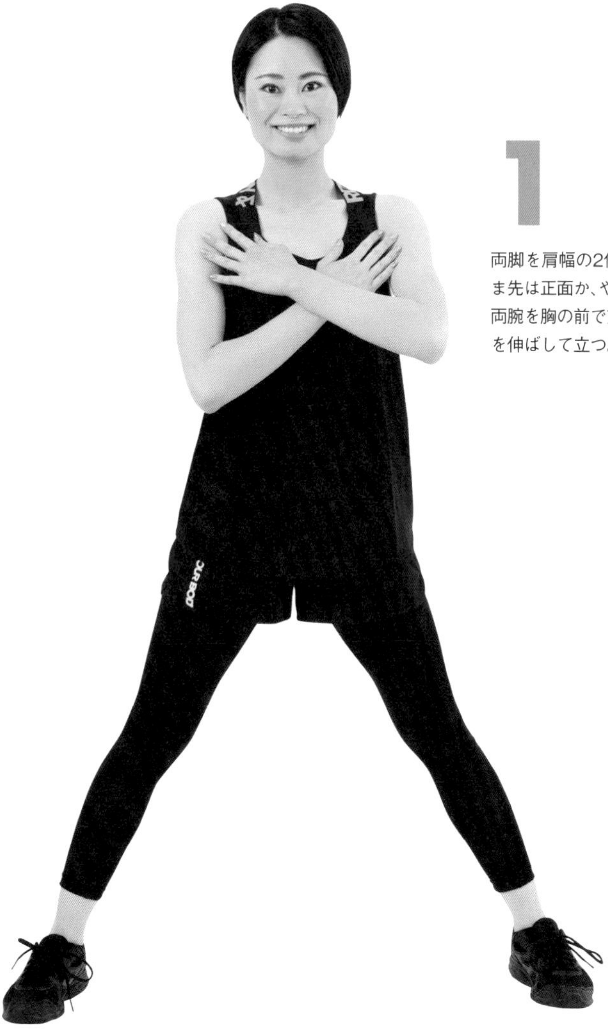

1

両脚を肩幅の2倍程度に開き、つま先は正面か、やや外側に向ける。両腕を胸の前で交差させ、背すじを伸ばして立つ。

2

息を吸いながら、右脚は伸ばしたまま、お尻を後ろに突き出して左ひざを曲げ、左太ももが床と平行になるくらいまで腰を落とす。右の内ももが伸びていることを意識する。息を吐きながら1に戻り、反対側も同様に行う。

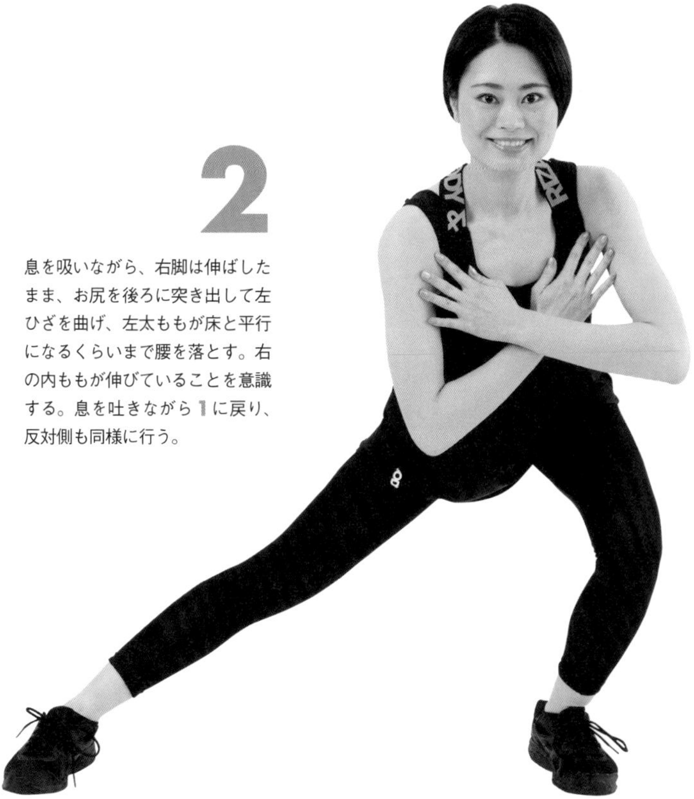

横から

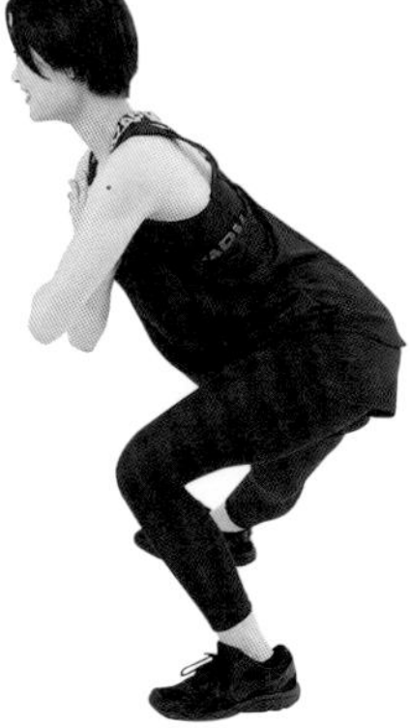

Let's enjoy

NG

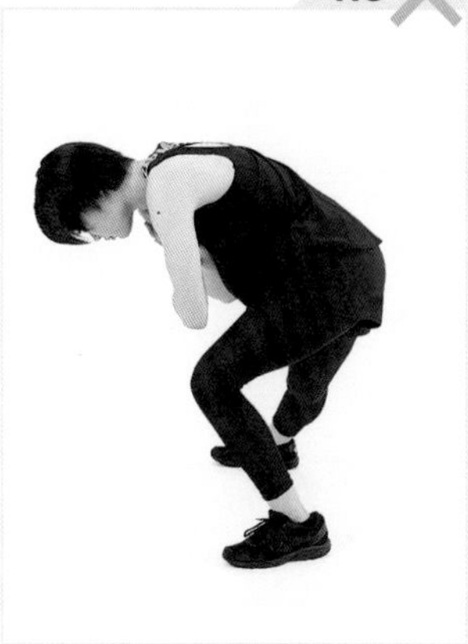

前かがみになり、背中が丸まるのはNG。ひざへの負担になる。

ふくらはぎを伸ばして足首の柔軟性を高める

カーフストレッチ

ふくらはぎ　足首まわり

ふくらはぎへの刺激で血行がよくなり、足のむくみが解消。
股関節の可動域も広がるので、下半身の動きもスムーズに。

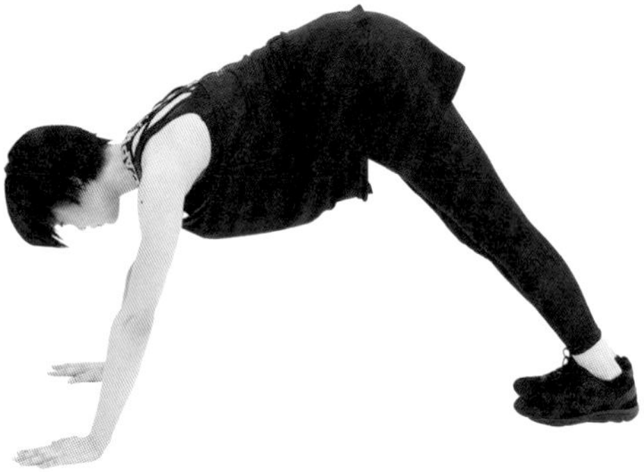

1

両手を肩幅に広げて床につき、両足裏を揃えて床につける。肘とひざを伸ばしてお尻を上げ、三角の形をつくる。

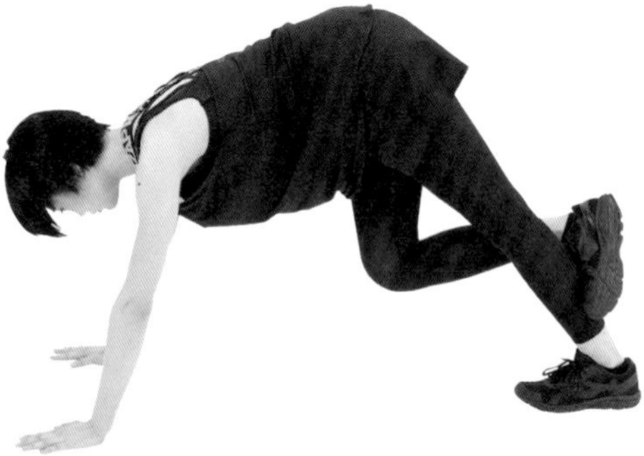

2

右ひざは軽く曲げ、右足の甲を左脚のアキレス腱にかけ、左脚で体を支える。

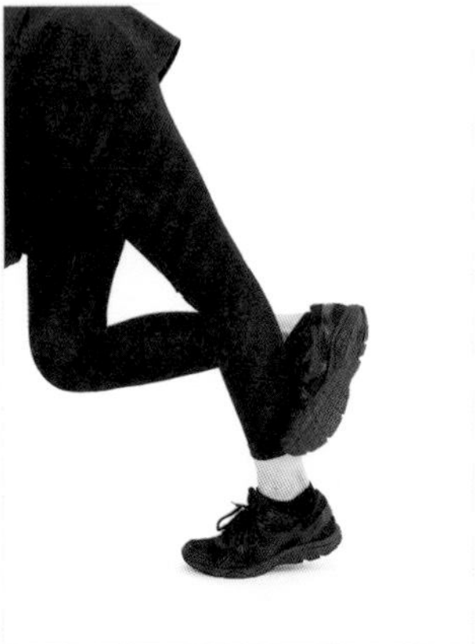

アキレス腱が硬いと、かかとは床につかない。左ひざを伸ばして、できる範囲で行う。

3

ふくらはぎを意識して、息を吸いながら左脚のかかとをできる限り上げる。

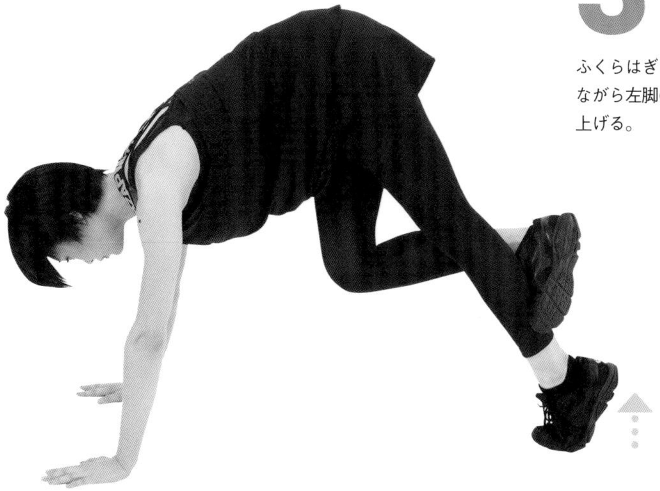

4

息を吐きながらかかとを下ろし、息を吸いながら左脚のつま先を上げてふくらはぎを伸ばし、息を吐きながらつま先を下ろす。反対側の脚も同様に行う。

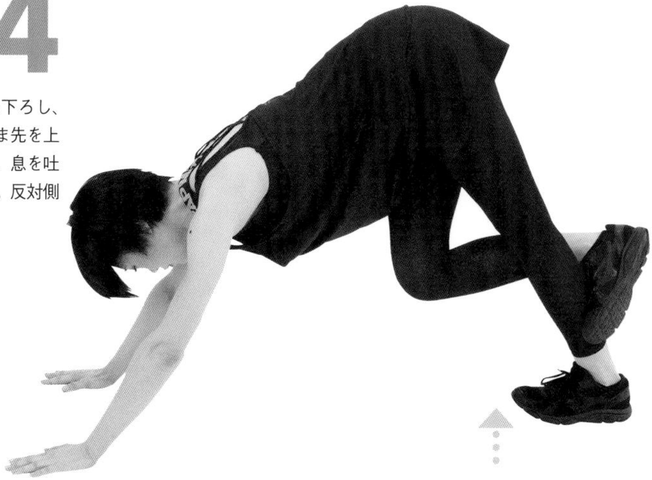

Let's enjoy

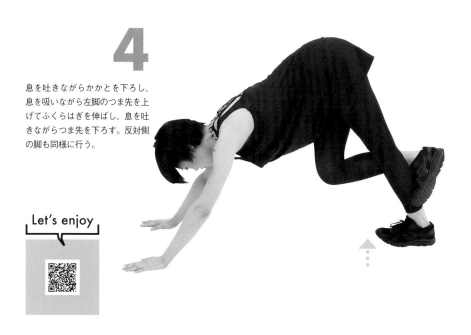

お尻から脚、腰まわりの筋肉をほぐす

三角のポーズ

外腹斜筋

**わき腹の筋肉、胸、股関節もしっかりよく伸びます。体全体を使って
バランスをとるので体幹が鍛えられ、全身の血行もよくなります。**

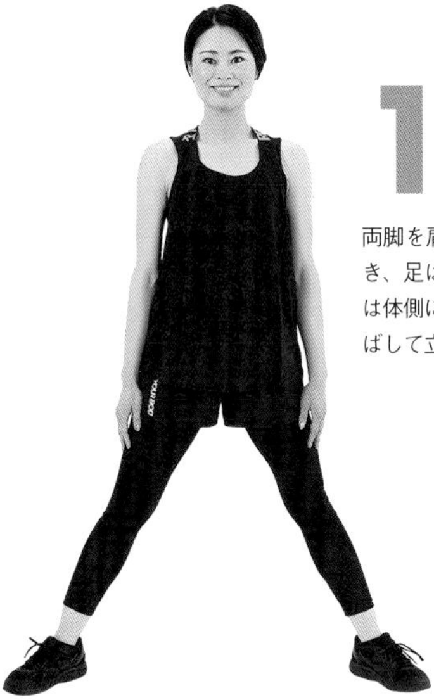

1

両脚を肩幅の2倍程度に開き、足は外側に向けて両手は体側につけ、背すじを伸ばして立つ。

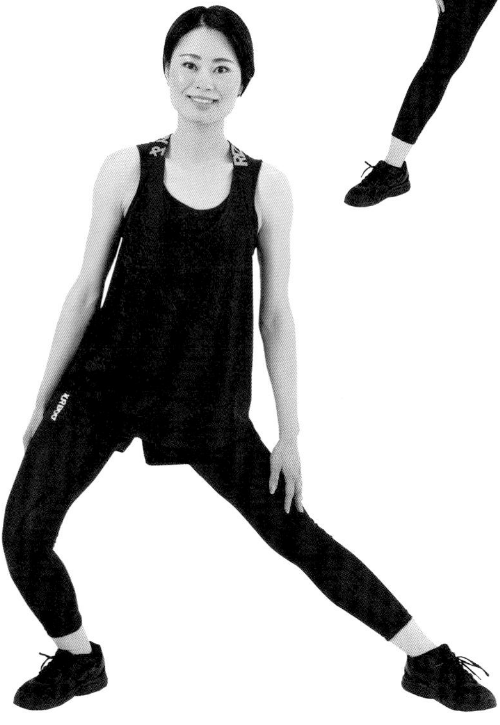

2

右ひざを曲げて右足裏全体に体重をかけ、左手は左太ももに、右手は右太ももにつける。

3

右手のひらを内側に向けて右腕をまっすぐ上げ、左手を足首のほうに滑らせながら、ゆっくりと体を左に倒し、右体側を伸ばす。上体が前に倒れないようにする。呼吸は止めないで行う。反対側も同様に行う。

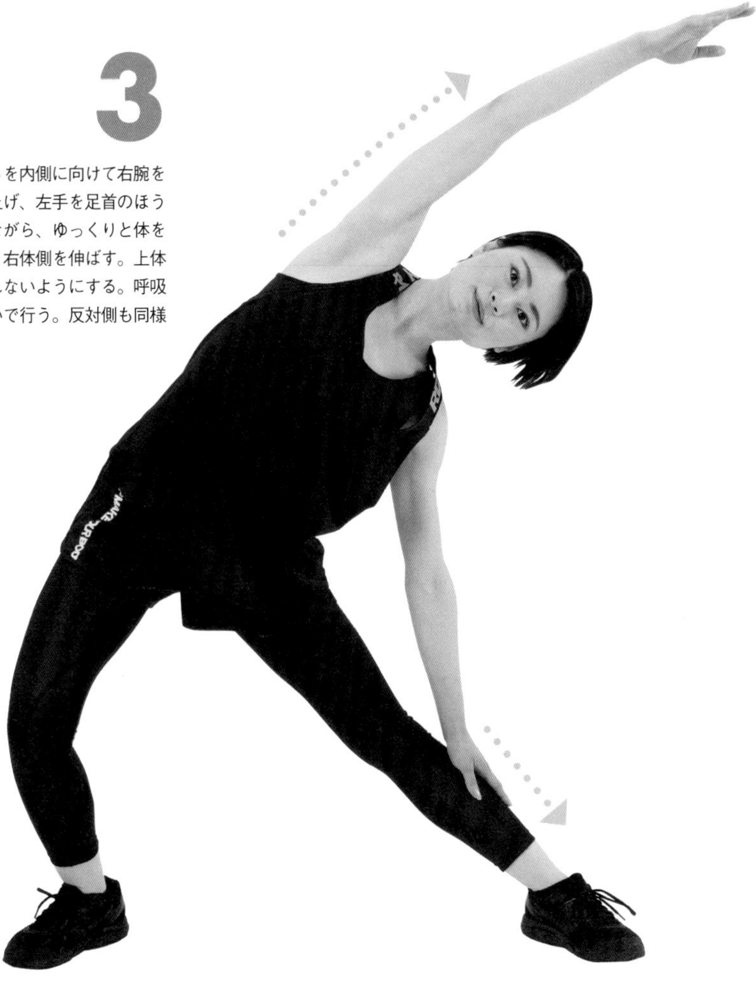

Let's enjoy

筋肉をつけて基礎代謝の高い体をつくる

筋トレ編

下半身の筋肉をつけて足腰を鍛えます。股関節まわりの筋肉を大きく動かす運動が全部で7つ続きます。ランジやスクワットでは、ひざを曲げたときにつま先より前に出ないように注意しましょう。曲に合わせてリズミカルに動くので、フォームが崩れないようにしてください。アプローチする筋肉を意識することも効果アップになります。

動画はスローバージョンもあります。疲れたら無理をせず、休憩をとりながら楽しく続けましょう。

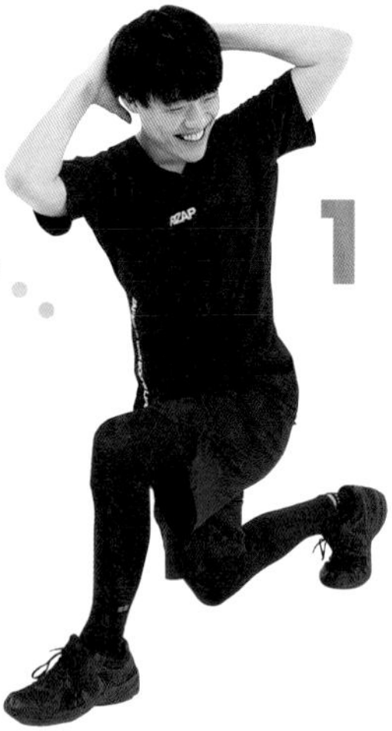

1 ツイストランジ

START

FINISH

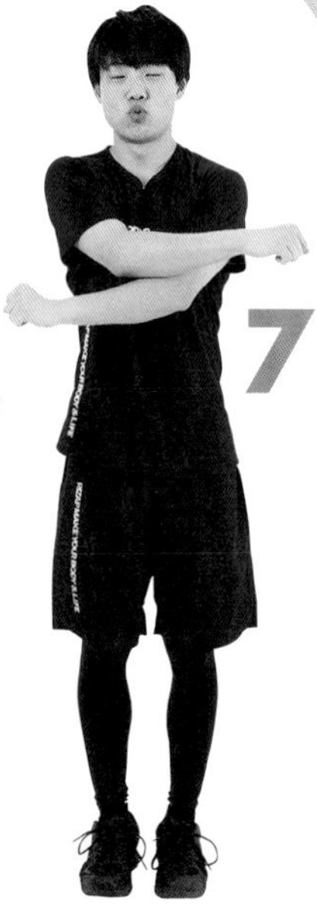

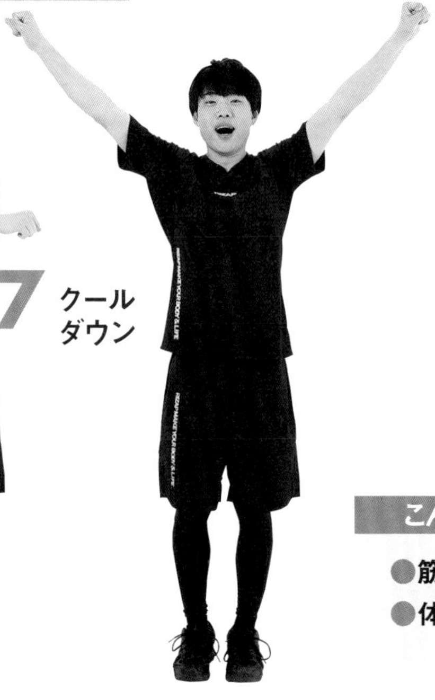

7 クールダウン

こんな人におすすめ

- 筋肉をつけたい人
- 体を引き締めたい人

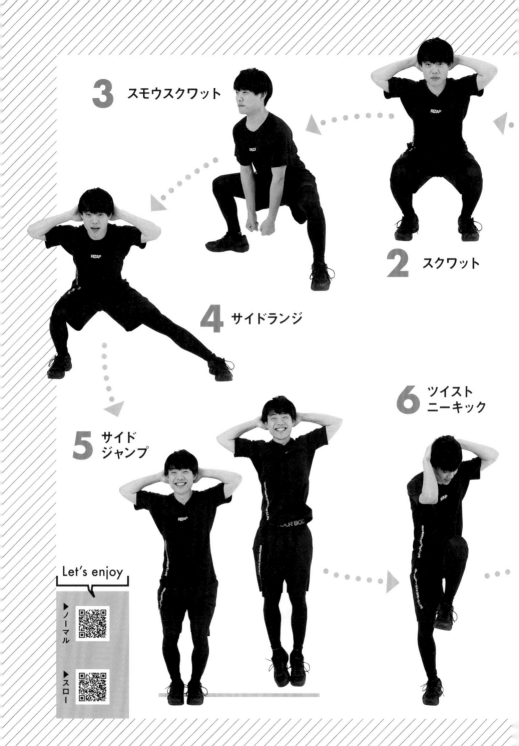

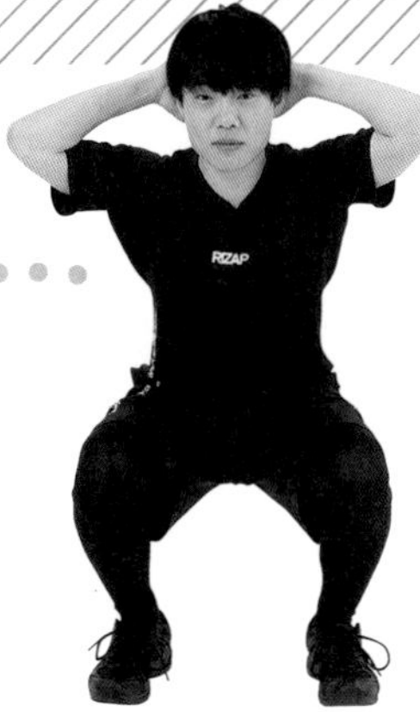

2 スクワット

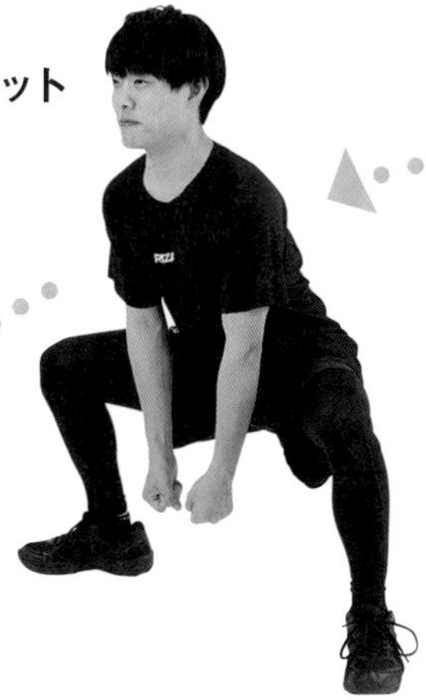

3 スモウスクワット

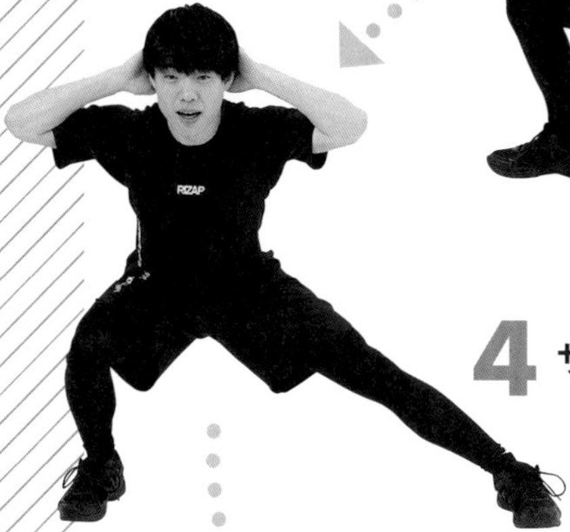

4 サイドランジ

5 サイドジャンプ

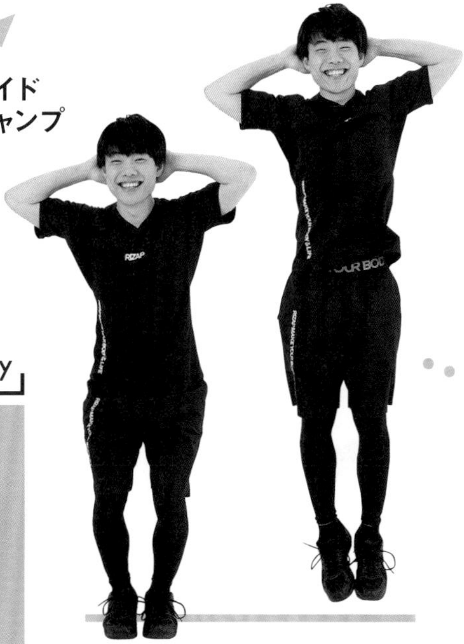

6 ツイストニーキック

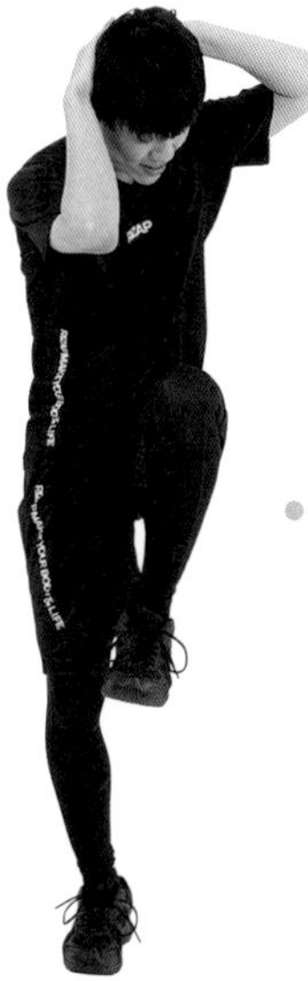

Let's enjoy

▶ノーマル

▶スロー

下半身や体幹が強くなり、姿勢も安定する

ツイストランジ

大腿四頭筋
大臀筋
体幹

体幹、お腹、お尻、太ももなど、広い範囲にアプローチ。ひねる方向に視線を向けることで体幹にしっかり刺激が入ります。

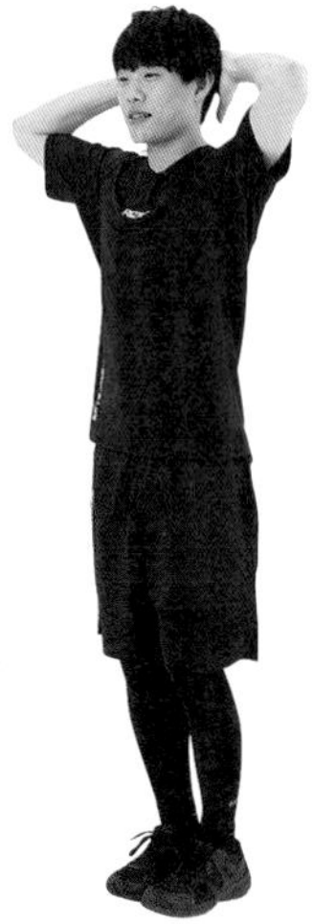

1

肩の力を抜き、頭の後ろで手を組んで立つ。

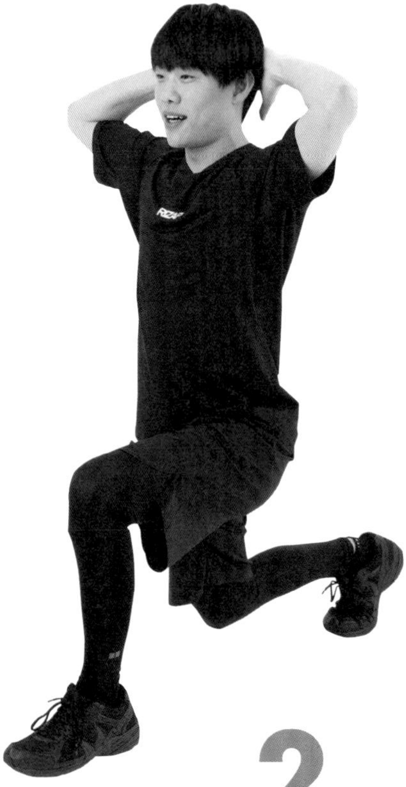

2

背すじを伸ばしたまま、左脚を一歩前に出し、左太ももが床と平行になるまで腰を落とす。

NG

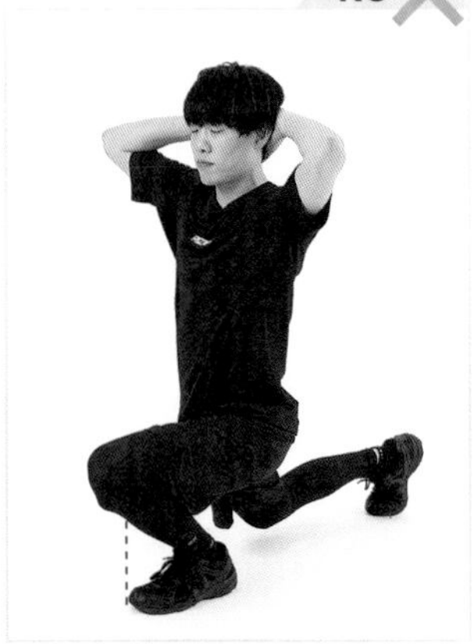

腰を落とした際、ひざがつま先より前に出ないようにする。

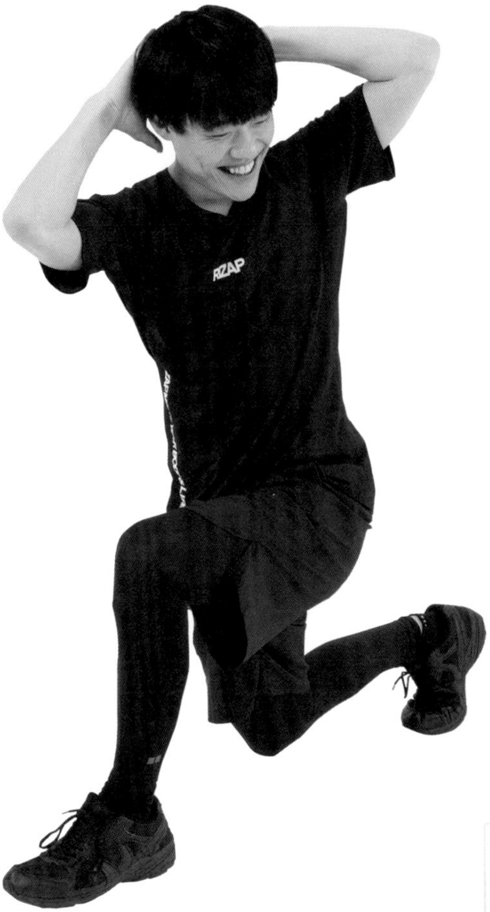

3

2で腰を落とすと同時に、左に体をひねる。視線はひねる方向に向ける。**2**⇒**1**と戻り、反対側も同様に行う。

NG ×

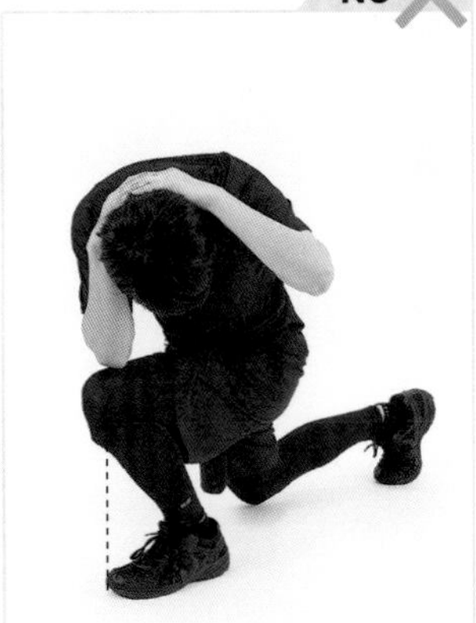

背中が丸くならないように。ひざがつま先よりも前に出ないようにする。

Let's enjoy

▶ノーマル

▶スロー

筋トレの定番。下半身にある大きな筋肉を強くする!

大腿四頭筋
大臀筋
ハムストリングス

スクワット

年齢や筋力に関係なく誰もができる手軽な筋トレ種目。
大きな筋肉を鍛えるから基礎代謝もアップ。ヒップアップ効果も！

前から

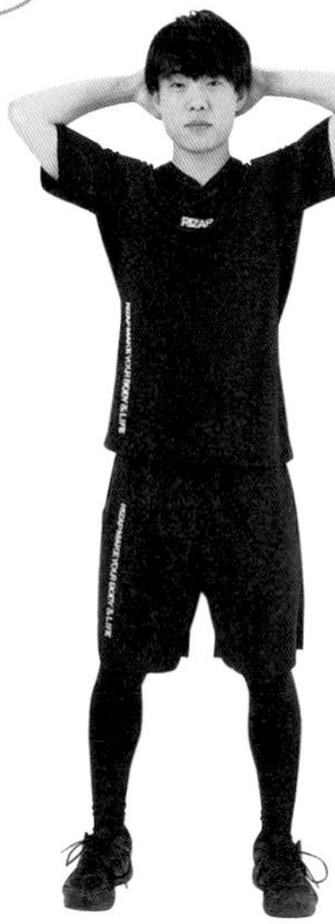

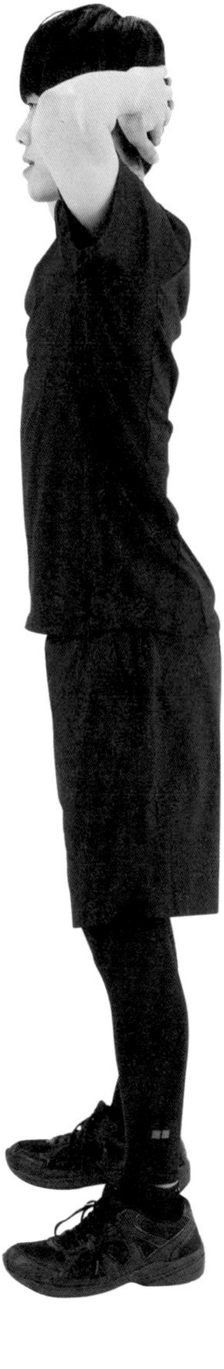

1

頭の後ろで手を組む。両脚を肩幅に開き、つま先はやや外側に向け、足裏全体でしっかり床を踏みしめて立つ。

2 背すじを伸ばしたまま、ひざが内側に入らないように、太ももが床と平行になるまで腰を落とす。息を吐きながら**1**に戻る。

前から

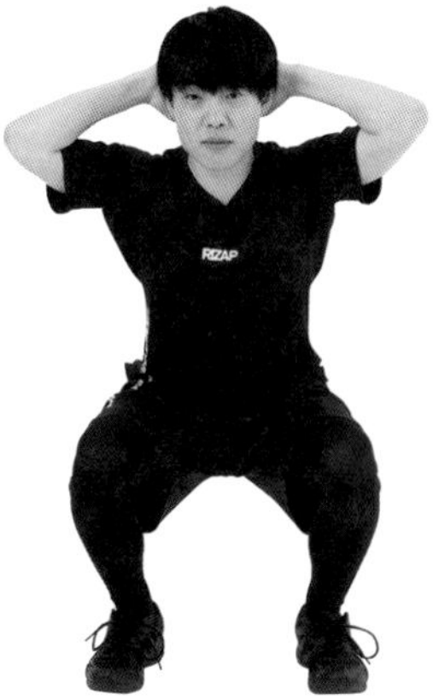

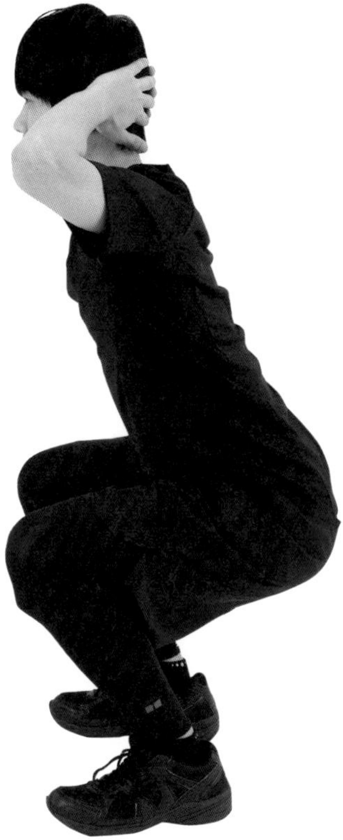

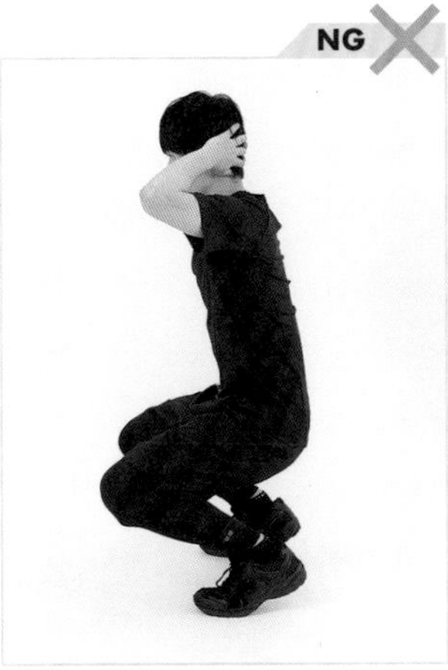

骨盤が前傾すると、ひざがつま先よりも前に出てひざの負担になる。

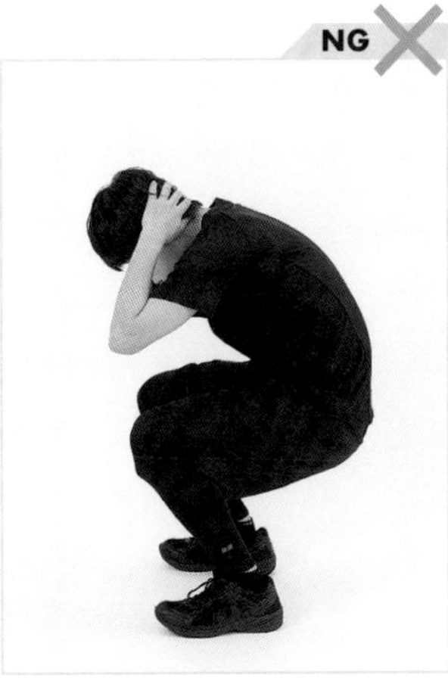

背中が丸まらないよう、まっすぐの姿勢を保つ。

Let's enjoy

▶ノーマル

▶スロー

内転筋を鍛える効果が大。股関節もやわらかく!

スモウスクワット

内転筋
大腿四頭筋
大臀筋

通常のスクワットとの違いは脚幅とつま先の向きです。その2つの部分を意識して行ってみましょう。腰や背中にかかる負荷もやや軽くなります。

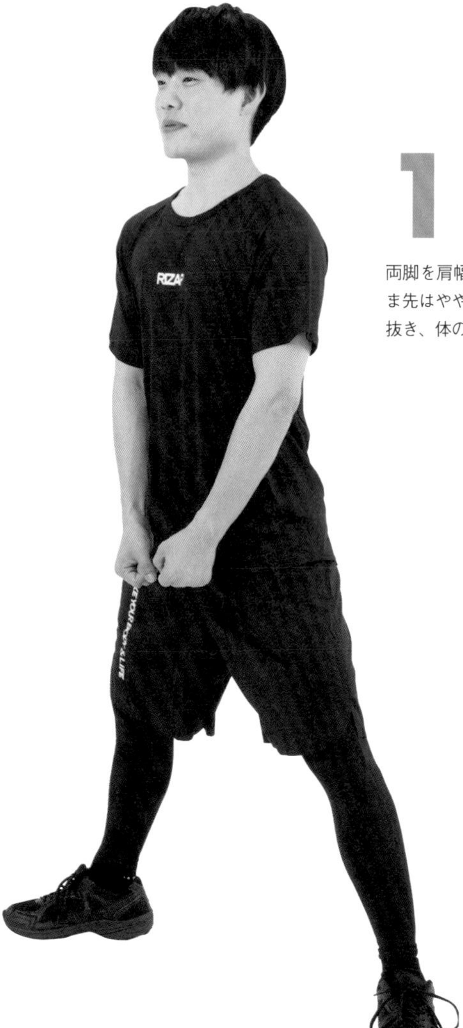

1

両脚を肩幅の2倍程度に開き、つま先はやや外側に向け、肩の力を抜き、体の前で両手は軽く握る。

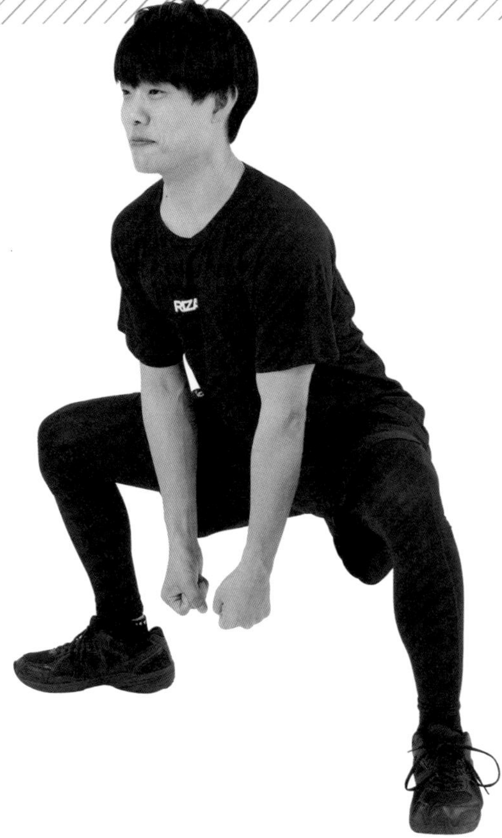

2

顔は前に向け、背すじは伸ばしたまま、太ももが床と平行になるまで腰を落とし、腕はそのまま真下へ下ろす。息を吐きながら**1**に戻る。

NG ✕

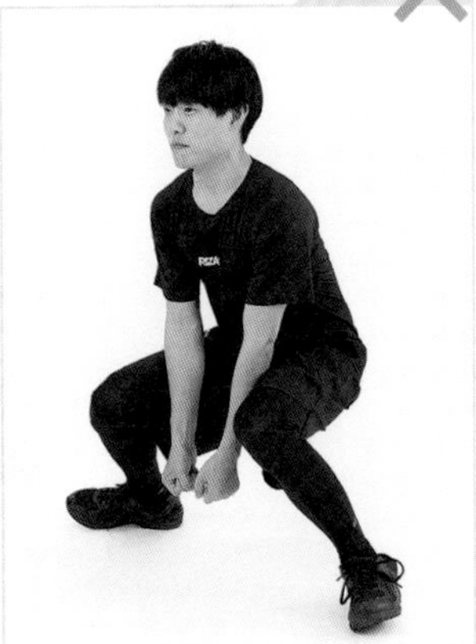

腰を落とす際、ひざが内側に入ったり、つま先よりも前に出たりしないように。

Let's enjoy

▶ノーマル

▶スロー

お尻を鍛え、股関節を大きく動かせるように!

サイドランジ

大臀筋　内転筋

お尻だけでなく、横方向の動きで内転筋をしっかり強化。
太ももとお尻をバランスよく鍛えて疲れにくい下半身をつくります。

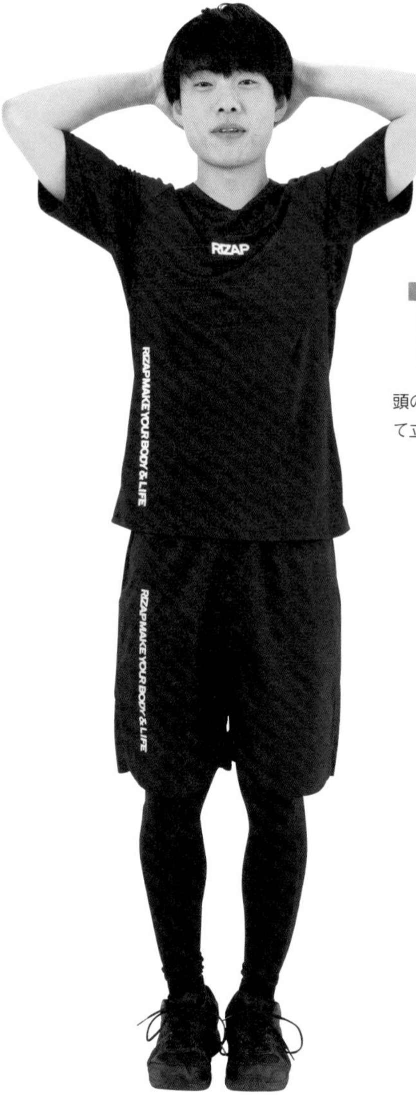

1

頭の後ろで手を組み、両脚を揃えて立つ。

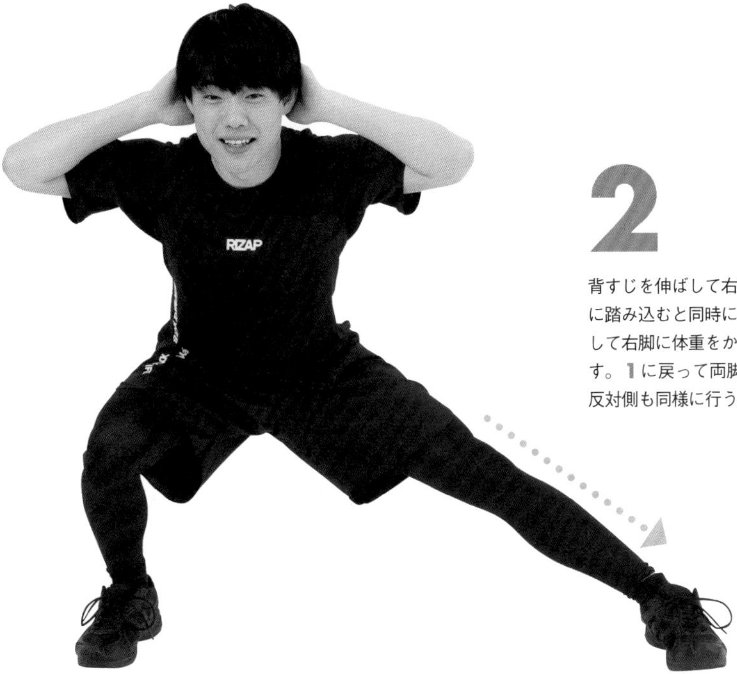

2

背すじを伸ばして右脚を大きく横に踏み込むと同時に、左脚を伸ばして右脚に体重をかけて腰を落とす。**1**に戻って両脚を揃えたら、反対側も同様に行う。

Let's enjoy

▶ノーマル

▶スロー

NG

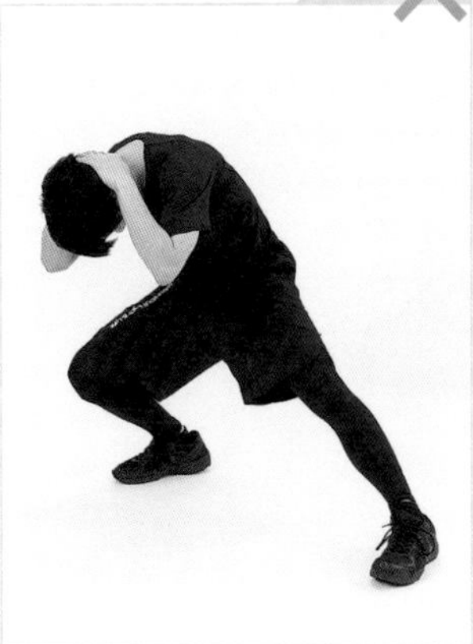

背中が丸くなったり、ひざがつま先よりも前に出たりしないように。

ふくらはぎへの刺激で血流もアップ

サイドジャンプ

ふくらはぎ

ふくらはぎを鍛えつつ、有酸素運動にもなります。体をコントロールしながらリズミカルに行いましょう。歩行動作の安定にも◎。

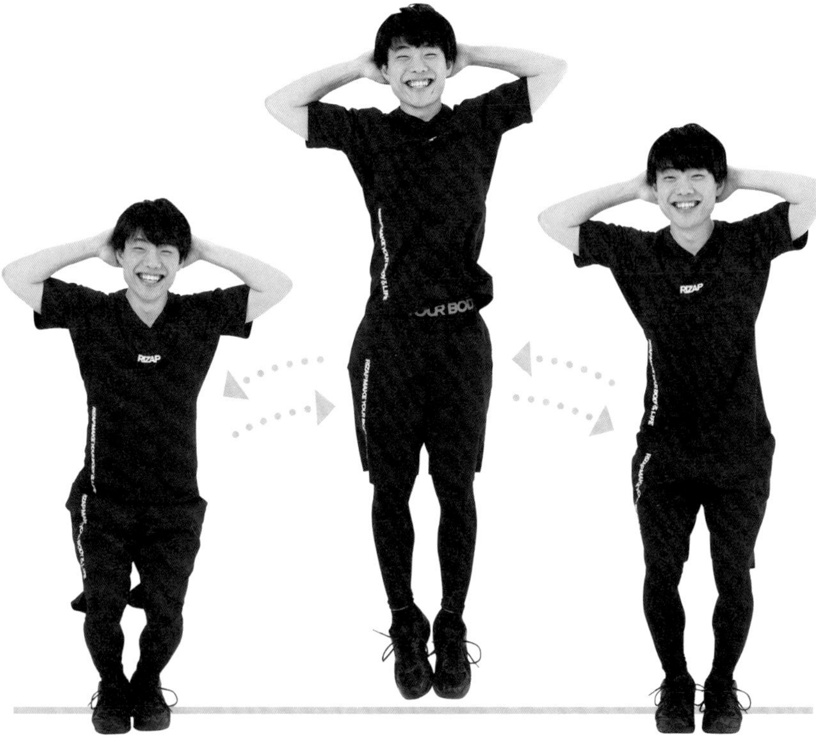

Let's enjoy

▶ノーマル

▶スロー

1

頭の後ろで手を組み、両脚を揃えて左右にジャンプ。背中が丸くならないように姿勢を保ち、着地するときはひざのクッションを使い、お尻をやや落とし、ひざが真正面を向くようにする。

腹筋を強化！バランス力が向上し、動作がスムーズに

ツイストニーキック

腹筋　中臀筋

背すじを伸ばしたまま軽く体を前傾させて、腹筋をしっかり使って行うのがコツ。片脚立ちで中臀筋も鍛えられます。

1

頭の後ろで手を組み、両脚を少し開いて立つ。

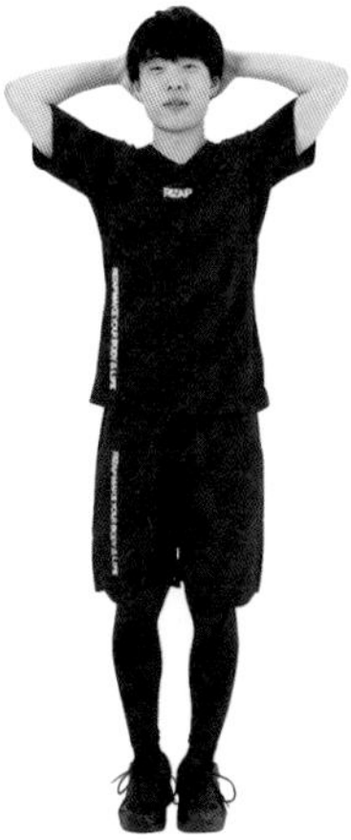

2

左ひざを曲げて胸につけるように引き上げると同時に、左側に体をひねり、右肘と左ひざを近づける。**1**に戻り、反対側も同様に行う。

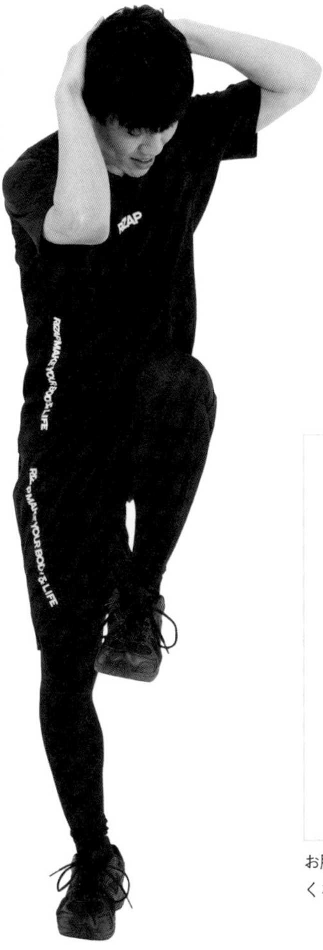

NG

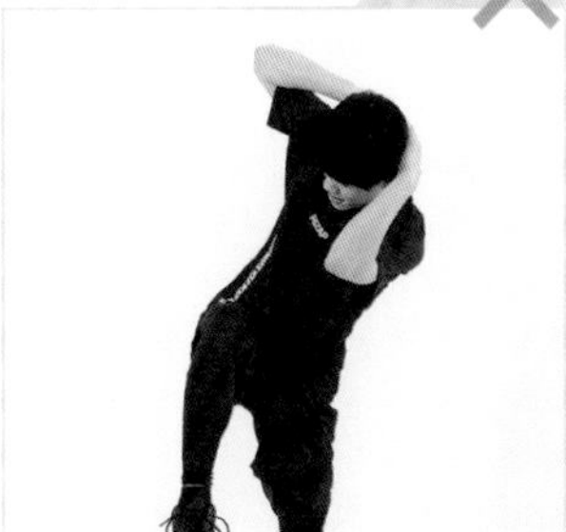

お腹の力を抜くと、バランスを崩しやすくなる。

Let's enjoy

▶ノーマル

▶スロー

血行をよくして筋肉をほぐす。ケガの予防にも!

クールダウン

ゆっくりとした動作で、深い呼吸をすることで、体の中を落ち着かせます。リラックスして気持ちよく行うことが肝心です。

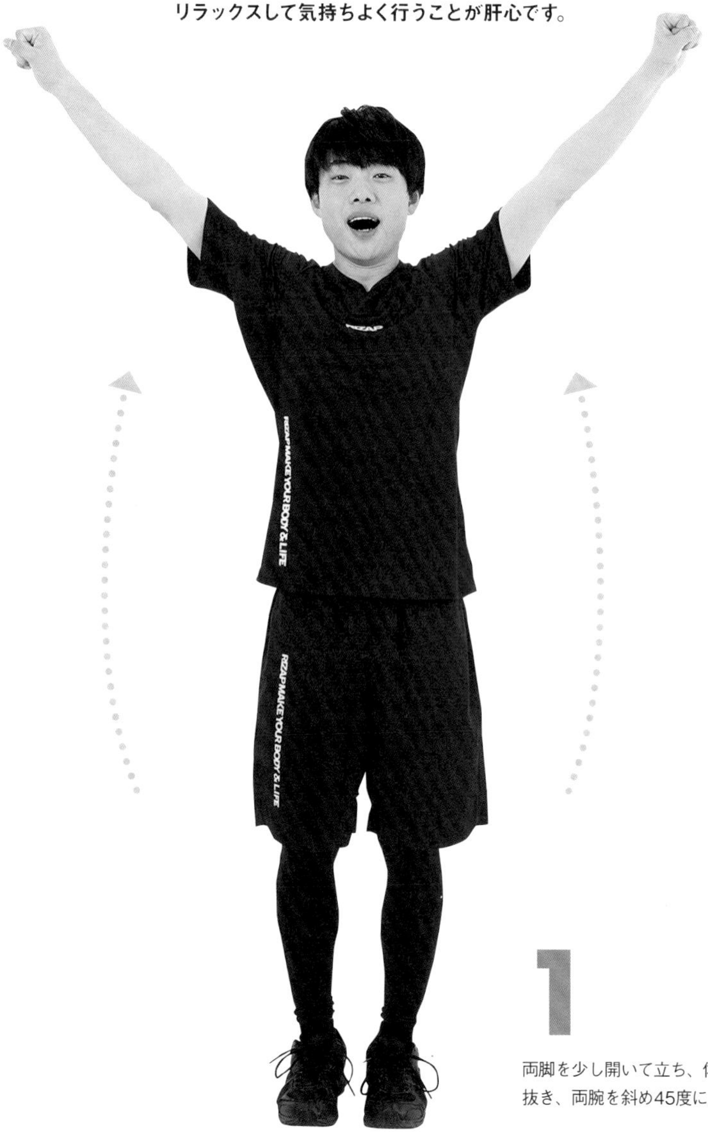

1

両脚を少し開いて立ち、体の力を抜き、両腕を斜め45度に上げる。

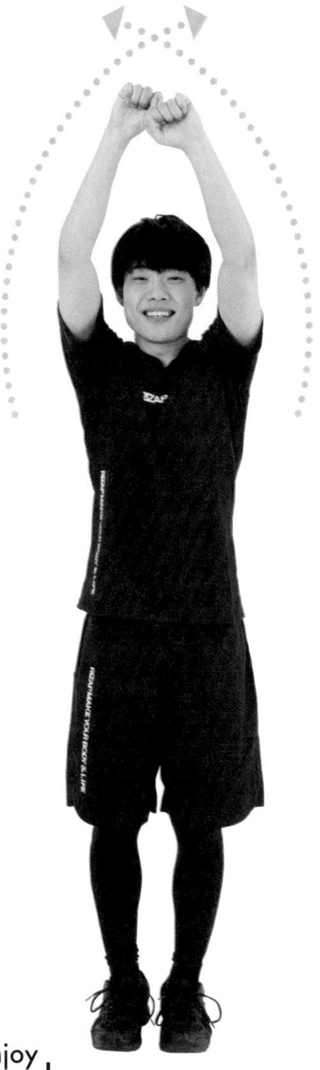

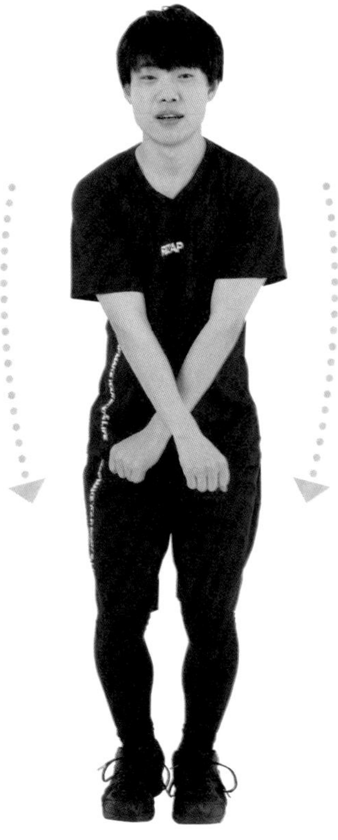

Let's enjoy

▶ノーマル

▶スロー

2

深く呼吸をしながら、腕を大きく外側に２回回し、さらに内側に２回回す。

有酸素運動で脂肪燃焼効果を高める

リズム体操編

３つの体操の中では一番時間が長く、軽快な曲に合わせて、全身を使う運動を８つ取り入れています。上半身もリズミカルに動かすので、運動量もアップ。両手を上げて左右に振ったり、片脚を上げて手でタッチしたりするなど、ひとつずつの動作を大きくすることで消費エネルギーも高まります。

ダンスするように楽しく体を動かしていきましょう。心拍数が上がるので最後のクールダウンは深い呼吸で、動作はゆっくり行いましょう。

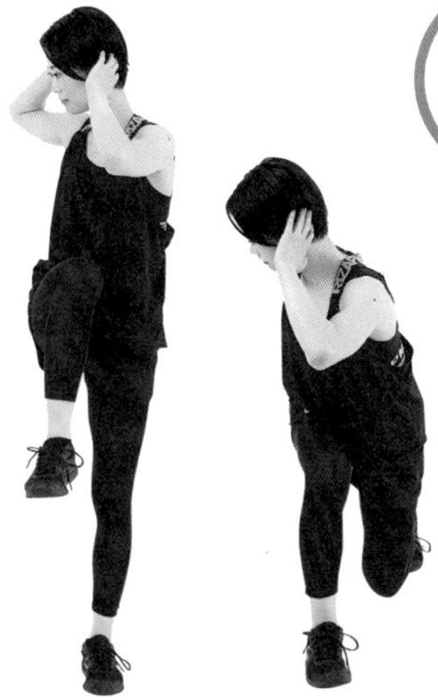

START

1 ツイストランジ with体ひねり

8 ジャンピング スクワット

足踏み

ジャンピングスクワットを4回したら、足踏みを入れ、またジャンピングスクワットに戻ります。

9 手振り

10 ツイストパンチ

手振りとツイストパンチは連続運動として交互に行いましょう。

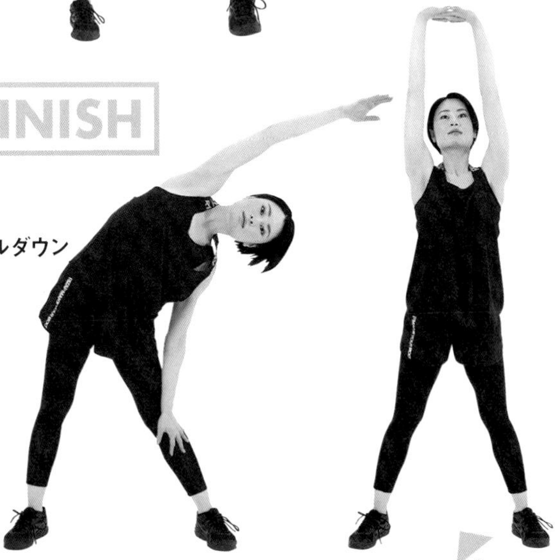

FINISH

11 クールダウン

こんな人におすすめ

- 肥満を解消したい人
- 疲れやすい人

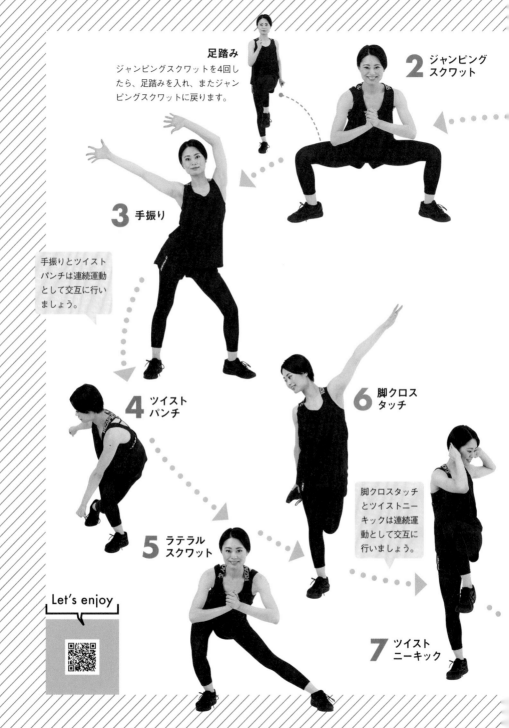

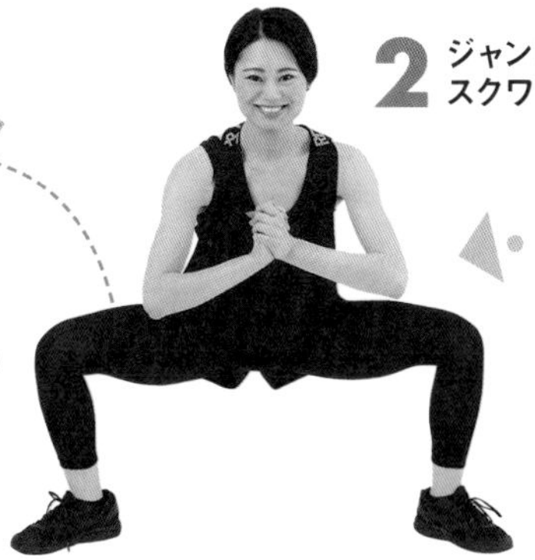

2 ジャンピング スクワット

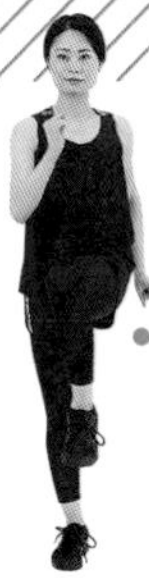

足踏み

ジャンピングスクワットを4回したら、足踏みを入れ、またジャンピングスクワットに戻ります。

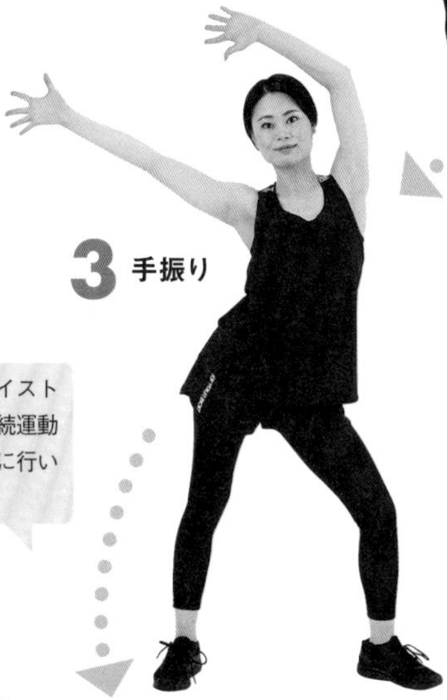

3 手振り

手振りとツイストパンチは連続運動として交互に行いましょう。

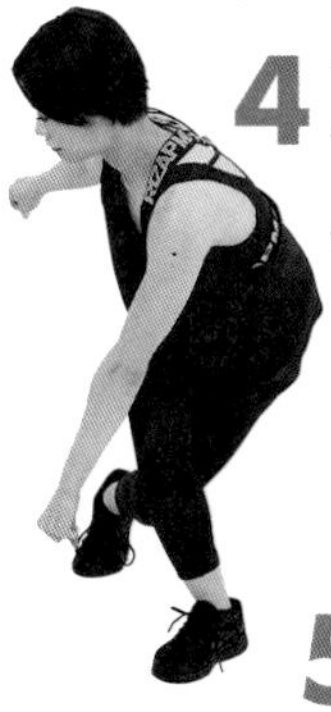

4 ツイスト パンチ

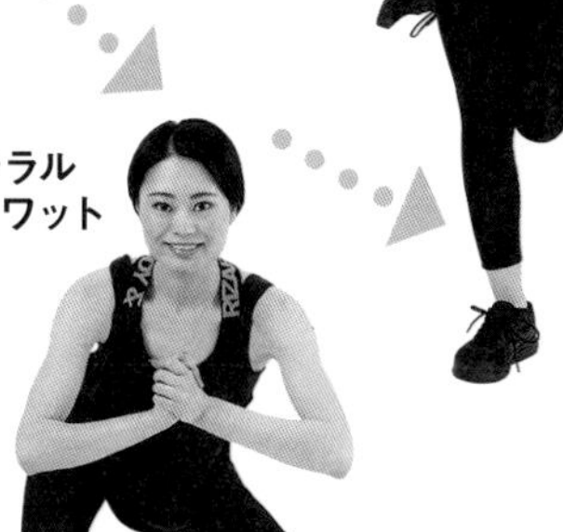

5 ラテラル スクワット

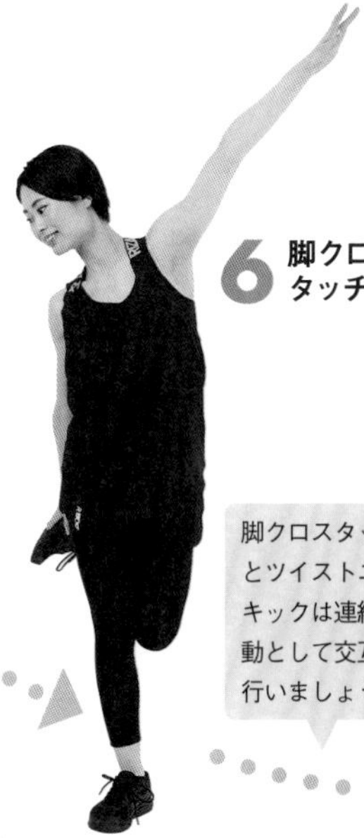

6 脚クロス タッチ

脚クロスタッチとツイストニーキックは連続運動として交互に行いましょう。

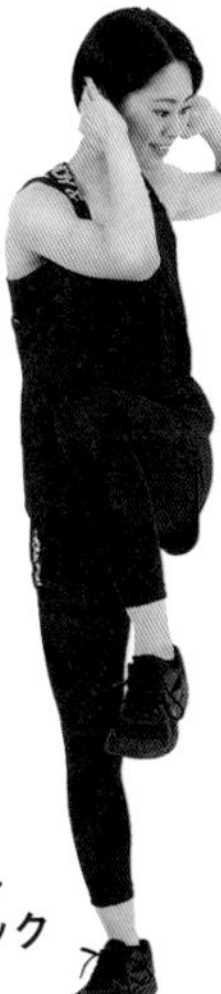

7 ツイスト ニーキック

Let's enjoy

ウエストをひねりながら体幹を強化！

大腿
四頭筋

腹筋

ツイストランジ with体ひねり

肩をしっかり回して腹筋を刺激。下半身が安定するので
無駄なく動けるようになります。お腹を引き締め、くびれづくりにも！

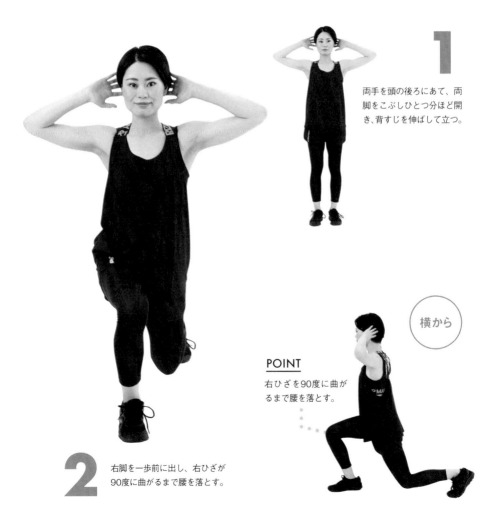

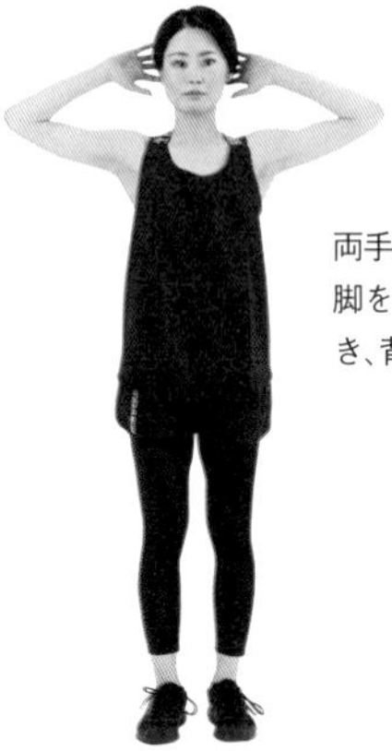

1

両手を頭の後ろにあて、両脚をこぶしひとつ分ほど開き、背すじを伸ばして立つ。

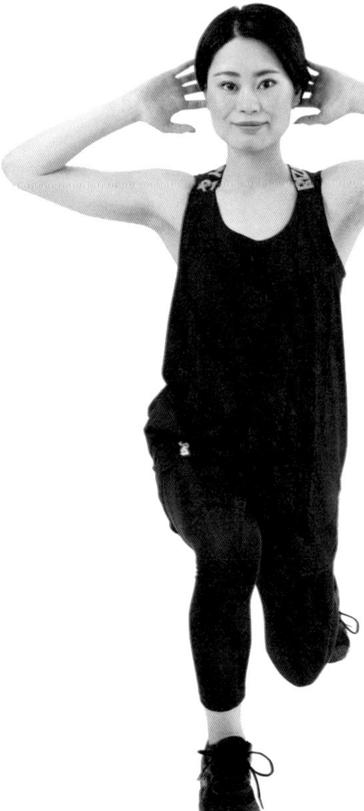

2

右脚を一歩前に出し、右ひざが90度に曲がるまで腰を落とす。

横から

POINT

右ひざを90度に曲がるまで腰を落とす。

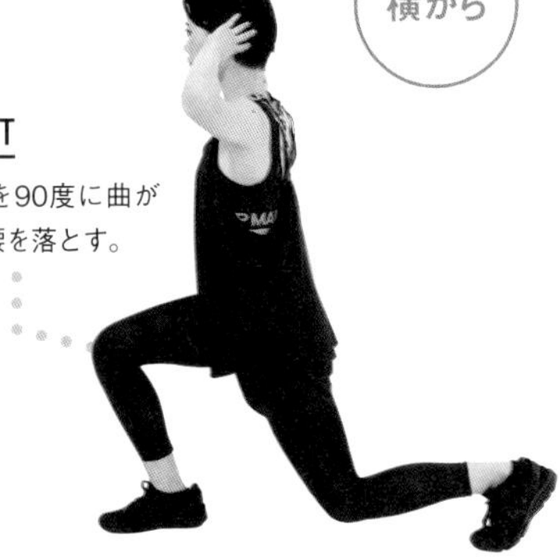

NG ×

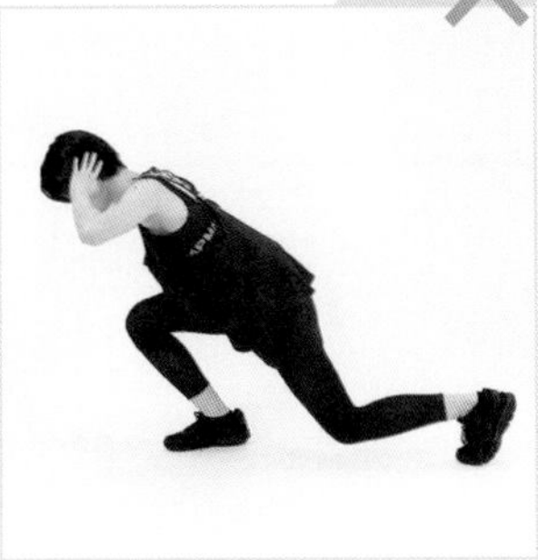

前傾姿勢をとりすぎたり、ひざがつま先よりも前に出るのはNG。

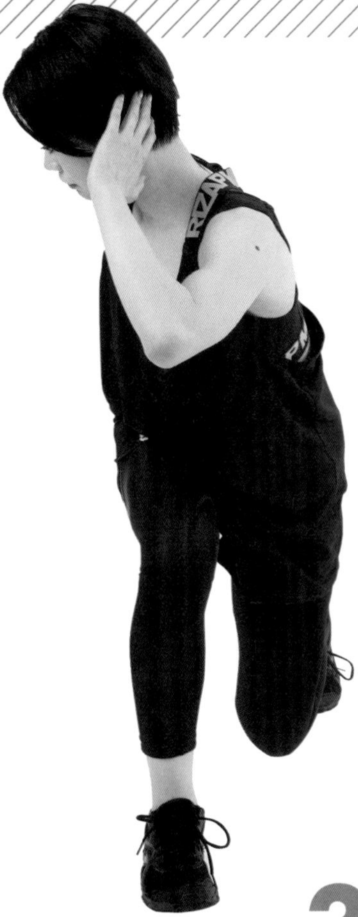

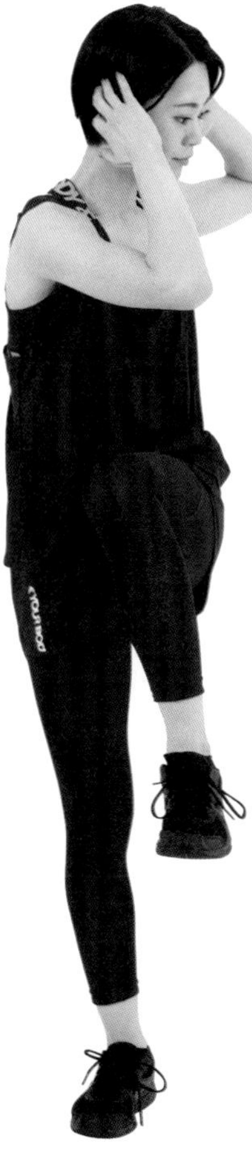

3

姿勢を崩さず、視線を右方向に向けながら、体を右側にひねる。

4

右脚で床を押して **1** に戻り、左ひざを上げると同時に、体を左にひねったら、次に右ひざを上げると同時に体を右にひねる。反対側も同様に行う。

Let's enjoy

下半身と背骨まわりの筋肉を強くする！

大臀筋
大腿
四頭筋
ふくらはぎ

ジャンピング スクワット

通常のスクワットより筋肉の伸びが大きい種目。特にふくらはぎへの刺激が大きくなります。背筋も同時に鍛えられ、姿勢がよくなります。

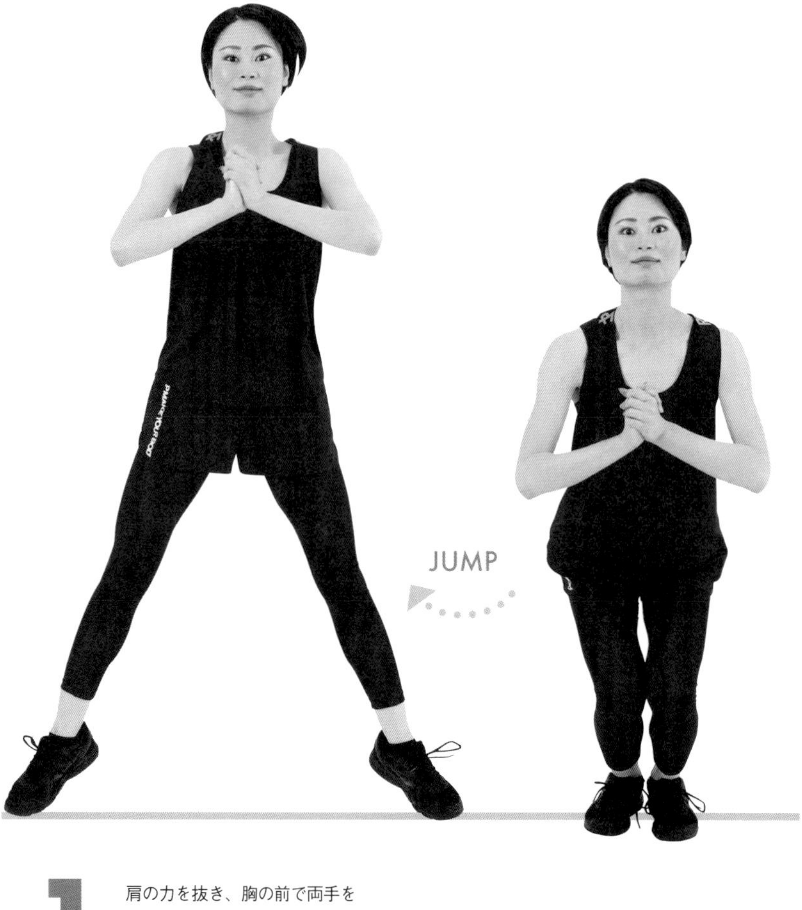

1

肩の力を抜き、胸の前で両手を軽く握って立ち、目線は前に向けたまま、足の裏全体に力を入れてジャンプする。

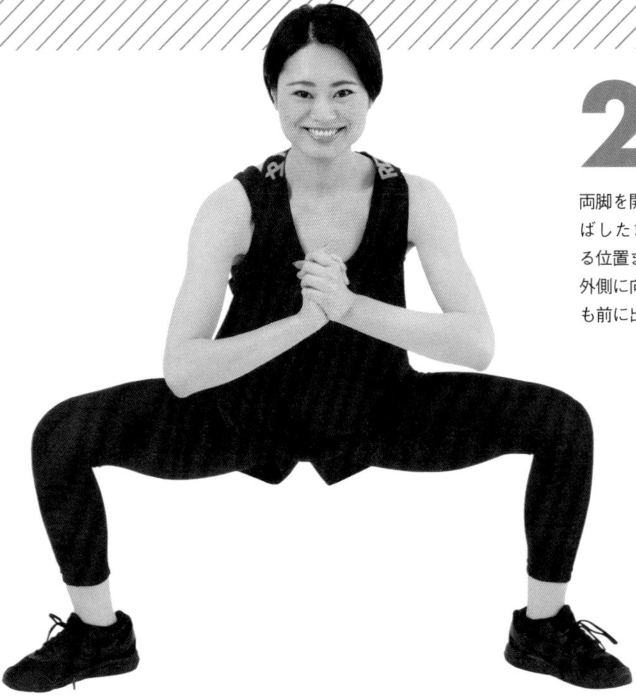

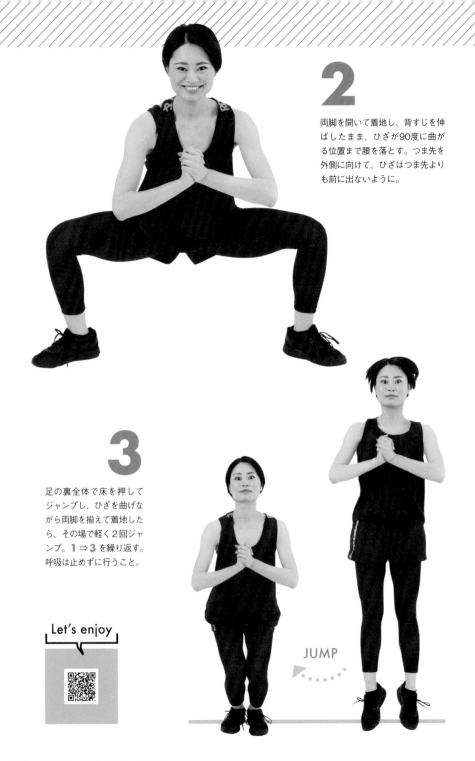

2

両脚を開いて着地し、背すじを伸ばしたまま、ひざが90度に曲がる位置まで腰を落とす。つま先を外側に向けて、ひざはつま先よりも前に出ないように。

3

足の裏全体で床を押してジャンプし、ひざを曲げながら両脚を揃えて着地したら、その場で軽く2回ジャンプ。**1** ⇒ **3** を繰り返す。呼吸は止めずに行うこと。

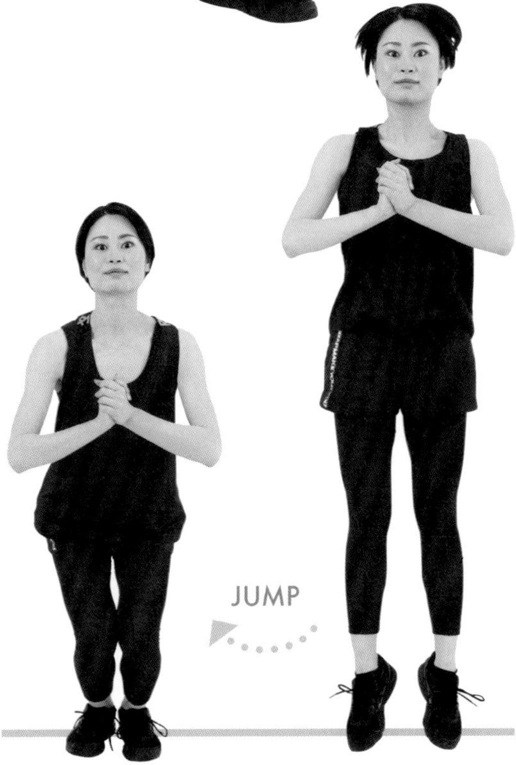

Let's enjoy

全身の血流がよくなり、疲労回復効果もアップする！

腹筋

手振り

両手を同時に振り動かしながら体をひねる全身運動です。
ひざをリラックスさせてリズミカルに行うのがコツです。

1

肩の力を抜き、両脚を肩幅よりやや広く開いて立つ。

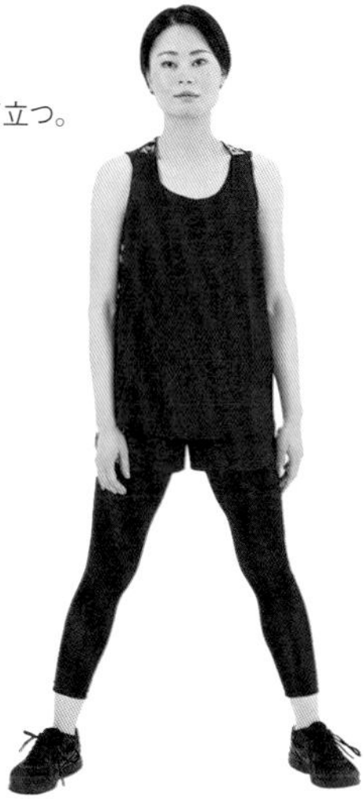

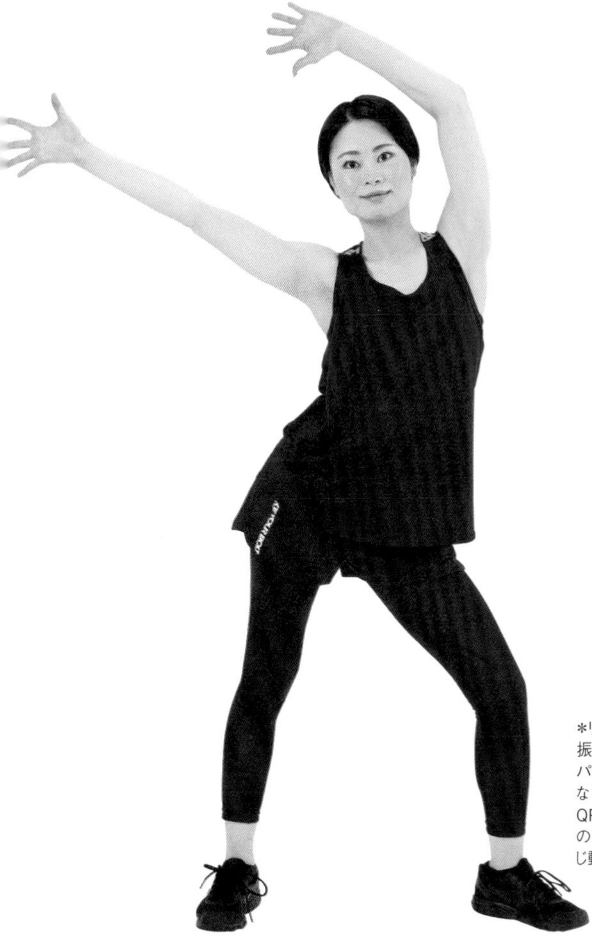

2

両足裏は床につけたまま、両腕を上げて右に振ると同時に、左脚に体重をかけて体を右にひねる。反対側も同様に、リズミカルに行う。

Let's enjoy

*リズム体操編③・⑨「手振り」と④・⑩「ツイストパンチ」は連続の運動になるため、P56、P57のQRコードにはどちらも2つの体操が連続している同じ動画が入っています。

下半身をバランスよく鍛え、ぽっこりお腹も解消！

腹筋　下半身

ツイストパンチ

**体をひねることでお腹まわりが刺激されて、ぽっこりお腹も解消！
腕も動かすので、肩まわりや胸まわりの血行もよくなります。**

1

両脚を肩幅よりやや広く開き、両腕を真横にまっすぐ伸ばし、背すじを伸ばして立つ。

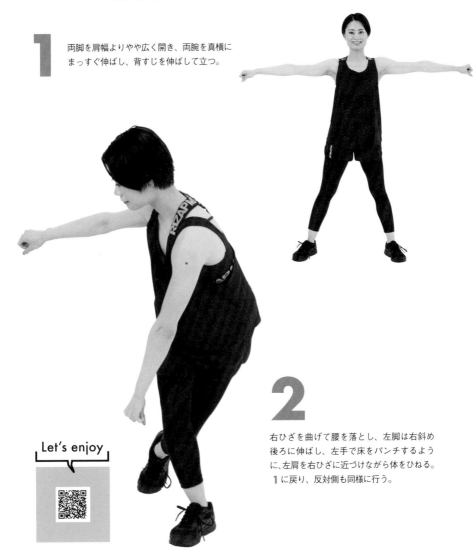

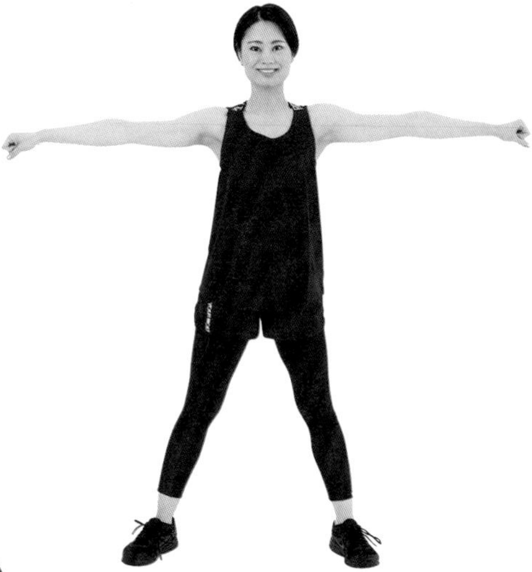

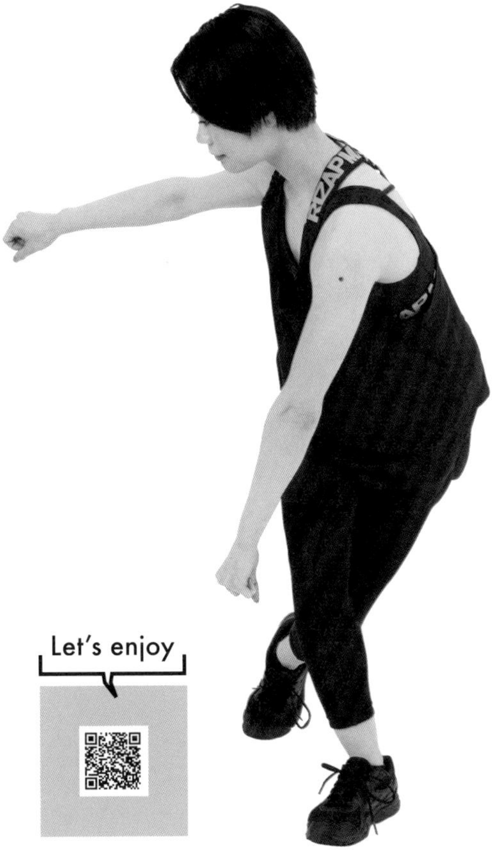

2

右ひざを曲げて腰を落とし、左脚は右斜め後ろに伸ばし、左手で床をパンチするように、左肩を右ひざに近づけながら体をひねる。
1に戻り、反対側も同様に行う。

Let's enjoy

脚全体をバランスよく鍛え、股関節の動きもなめらかに!

ラテラルスクワット

中臀筋　内転筋

股関節の動きがよくなり体が安定するので、動きをコントロールしやすくなります。中臀筋へのアプローチでヒップの形も整います。

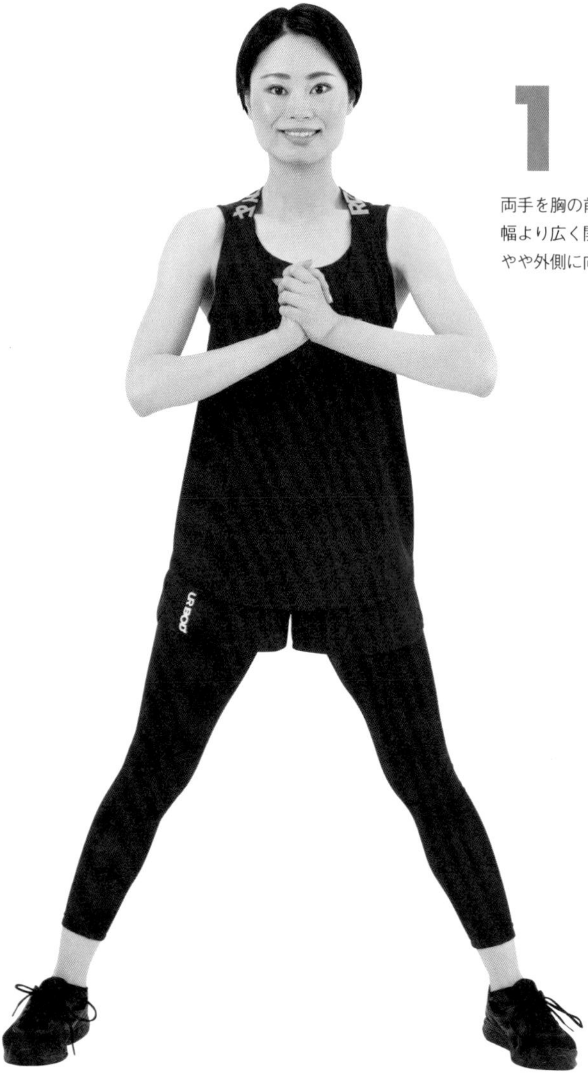

1

両手を胸の前で組み、両脚を肩幅より広く開き、つま先を前かやや外側に向けて立つ。

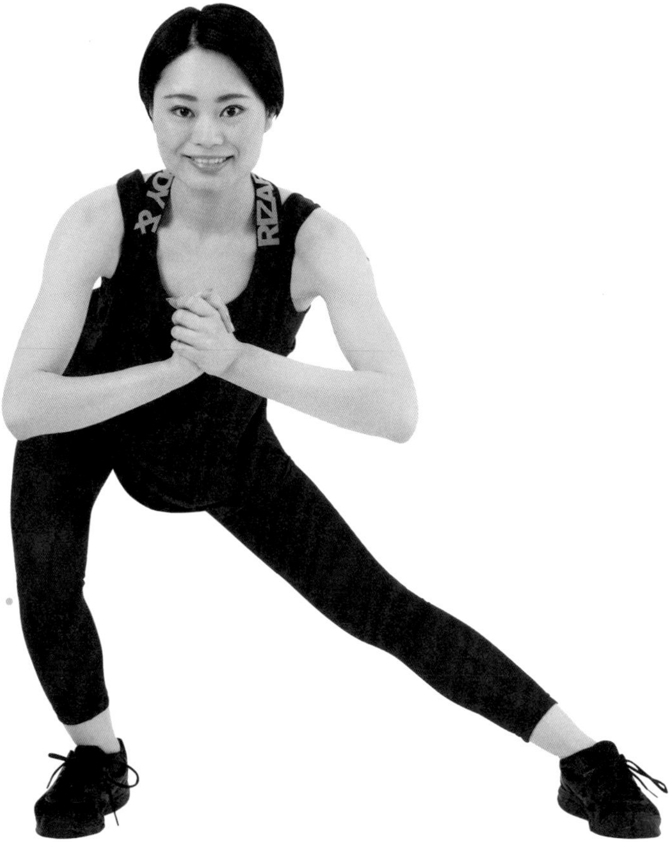

POINT

右ひざが内側に倒れないようにする。

2

右脚のかかとに重心をかけ、お尻を後ろに押し出して、左脚を伸ばしながら、右ひざを曲げる。このとき、右ひざが内側に倒れないように注意する。右足裏で床を押して **1** に戻り、反対側も同様に行う。

Let's enjoy

全身の動きがなめらかになり、ケガをしにくくなる!

脚クロスタッチ

下半身　腹筋

動きの連動性を高めて脚の動きをスムーズにし、リズム感を高めます。体の使い方が上手になり、さまざまな動きができるようになります。

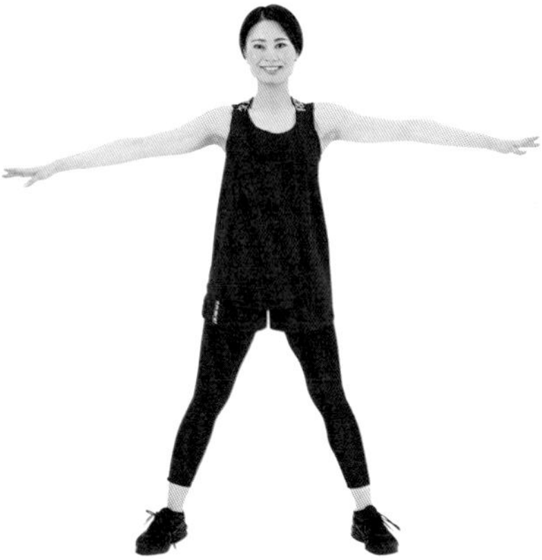

1

両脚を肩幅よりやや広く開き、両腕を真横にまっすぐ伸ばし、背すじを伸ばして立つ。

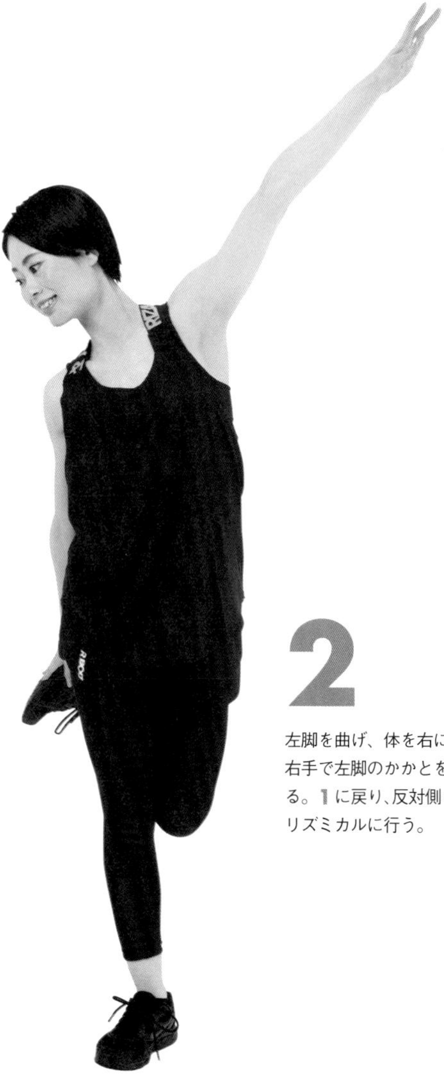

2

左脚を曲げ、体を右にひねって右手で左脚のかかとをタッチする。**1** に戻り、反対側も同様に、リズミカルに行う。

Let's enjoy

*リズム体操編⑥「脚クロスタッチ」と⑦「ツイストニーキック」は連続の運動になるため、P60、P61のQRコードにはどちらも2つの体操が連続している同じ動画が入っています。

お腹まわりの引き締めに効果的!

ツイストニーキック

腹筋　中臀筋

ふらつかず、姿勢を崩さないように行うことで腹筋が鍛えられます。
ウエストを絞り上げるイメージで行ってください。

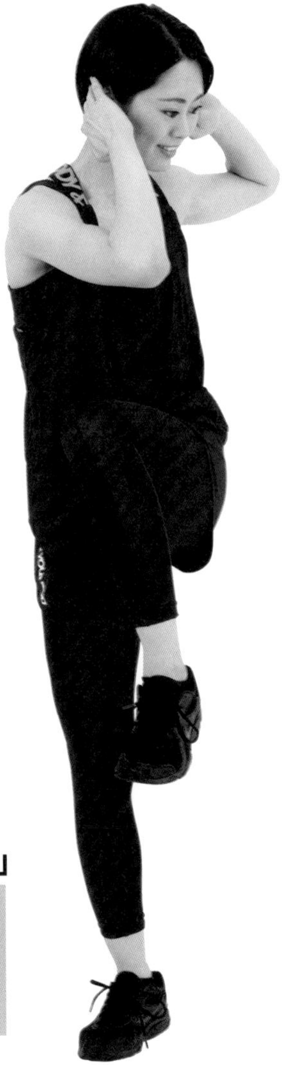

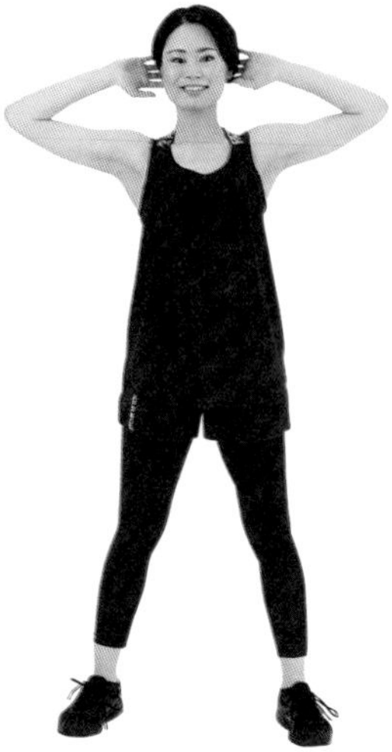

1

両手を頭の後ろにあて、両脚を肩幅に開いて立つ。

2

体を左にひねりながら左脚を胸に向けて引き上げる。**1** に戻り、反対側も同様に行う。

Let's enjoy

全身のストレッチで疲労を残さない体にする！

クールダウン

気持ちよく体を伸ばします。ゆっくりと体を動かし、大きな呼吸で、少しずつ心拍数を下げていきましょう。

1

両脚を肩幅より広く開き、手のひらを合わせて両手を組む。手のひらを下に向けたまま肘を伸ばし、上体を前に倒して力を抜く。

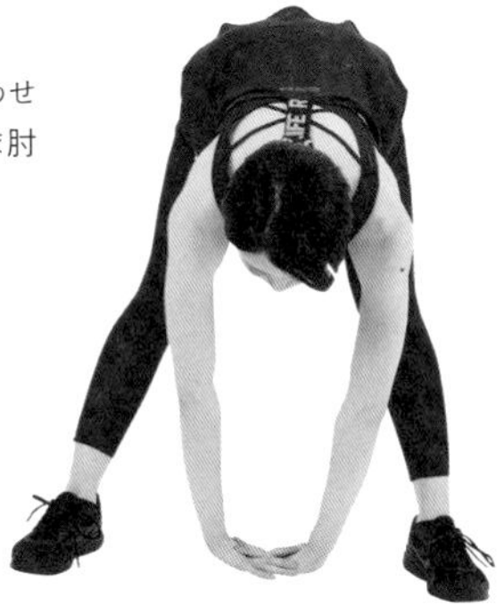

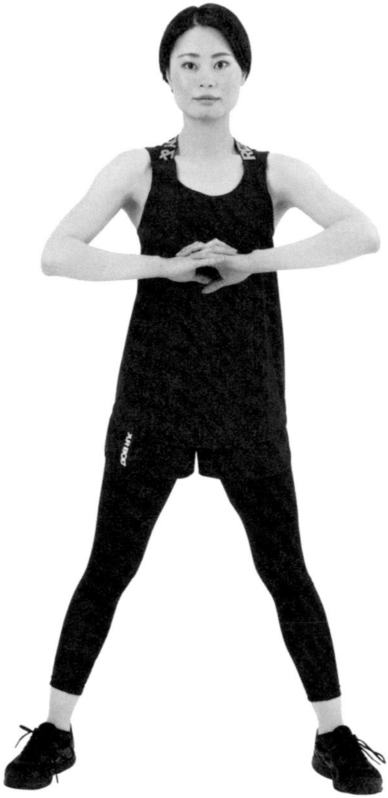

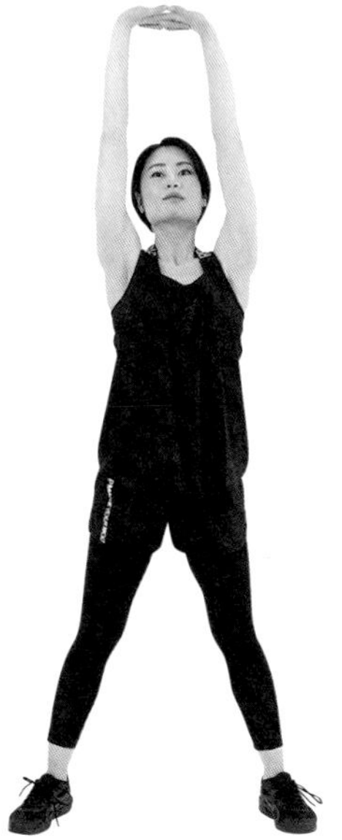

2

両手を組んだまま、ゆっくりと上体を起こし、手のひらを上に向けて、両腕をまっすぐ上に伸ばす。顔はやや斜め上に向ける。

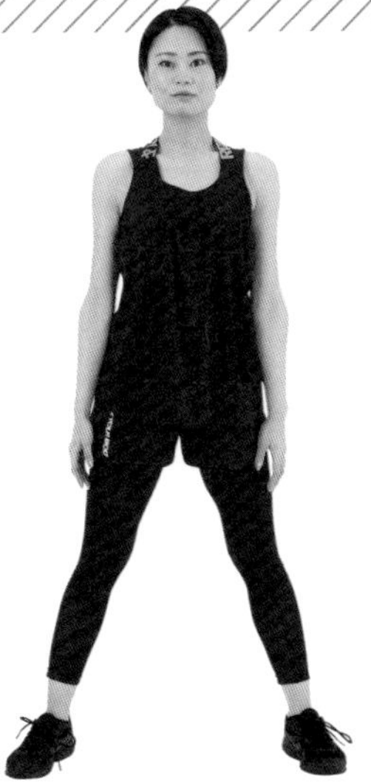

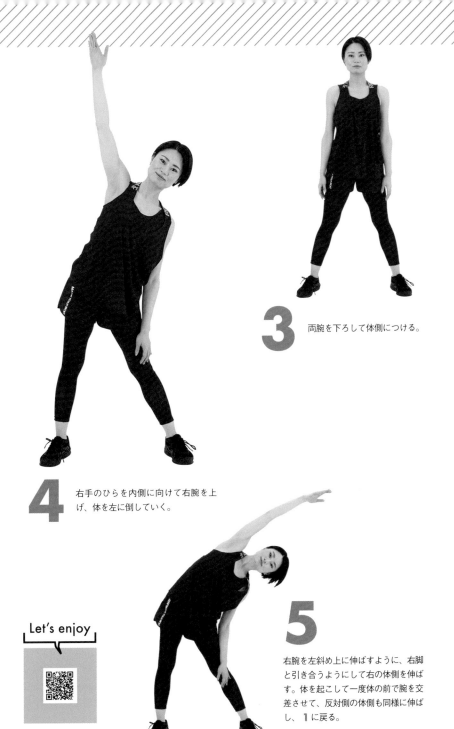

3

両腕を下ろして体側につける。

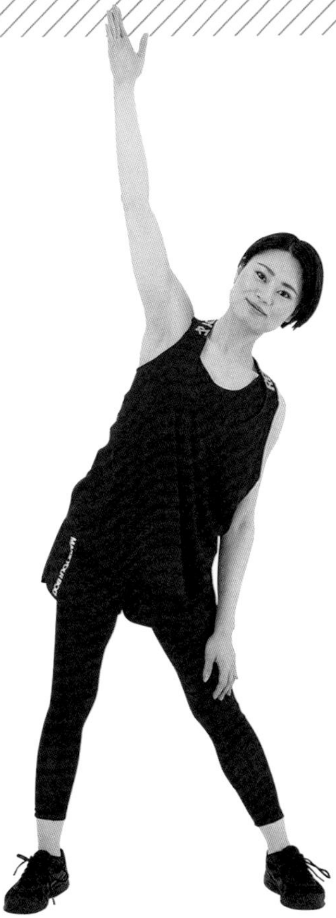

4

右手のひらを内側に向けて右腕を上げ、体を左に倒していく。

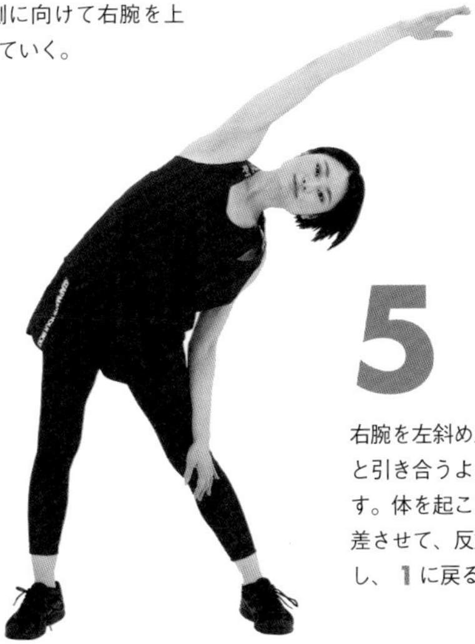

5

右腕を左斜め上に伸ばすように、右脚と引き合うようにして右の体側を伸ばす。体を起こして一度体の前で腕を交差させて、反対側の体側も同様に伸ばし、 1 に戻る。

Let's enjoy

なんでもQ&A

体操の事前準備と安全に行うための疑問を、ライザップのトレーナーがお答えします。

Q1
運動前に気をつけたいことは？

A 基本的にライザップ体操は室内で行うことを想定しています。前後左右に腕を伸ばしたり、足を踏み出したりするので、半径1mくらいのスペースは確保しておきましょう。滑ったりしないように周囲には何もないことを確認してから行ってください。

Q2
エアコンをつけてやってもいいの？

A 基本的には室温で行います。熱中症対策などでエアコンを使用するときは冷えすぎないように。冬は寒い部屋での運動は避けて暖かい部屋で行い、運動で暑くなったら温度を調節します。運動が終わった後は、急に体が冷えないように室内の温度を調節してください。

Q3
いつ行うのが効果的ですか？

A ライザップ体操は、食後以外はいつ行ってもかまいません。食後すぐは、消化のために血液が胃に集まりますが、運動をすると筋肉に血液がいってしまい、消化が悪くなってしまうのです。また、寝る直前に負荷の高い運動をすると交感神経が高まり、眠りに悪い影響を及ぼすので避けましょう。

Q4
毎日、何度でもやっていいの？

A 運動はそれぞれ3〜4分で終了します。1日に何度行ってもかまいませんが無理は禁物です。大切なのは習慣にすること。最初は1日3分、週に2日行うことからスタート。徐々に日数を増やしていくようにしましょう。

Q5
運動中、息が上がってきたら？

A 動画に合わせて運動すると、息切れしたり、息が上がってしまうのは少し負荷が高いというサイン。目標としたいのは、ややきついなと感じる程度の運動負荷。話すことができ、少し汗ばむ程度が目安です。疲れてきたら休息をとりながら行ってOK。息を整えながら運動しましょう。

Q6
動画のスピードについていけない！

A 各運動とも無理なく動けるくらいのテンポの曲にしています。このテンポに動作が追いつかない場合、回数を減らして行うようにしてください。無理についていこうとするとフォームの乱れにもつながり、体に負担がかかります。

ライザップ体操

Q7
運動をやめたほうがいいのはどんなとき？

A 運動前には必ず自分の体調チェックを行ってください。微熱がある、気分が悪い、腹痛や下痢、体がだるい、頭痛がする、筋肉や関節に痛みがあるときは運動をしないこと。症状が治まってから行ってください。また、運動中に体調に異変があったときは、すぐに中止します。

Q8
子どももやっていいの？

A 問題ありません。運動負荷を調節できたり、簡単な動作のものもあるので、子どもも気軽にトライできます。親子一緒に行っていただきたいですね。

Q9
生理中にやってもいいの？

A 問題ありません。ストレッチ編など負荷の軽いものに取り組んでみては。ただし、下腹部の痛みや頭痛などで体調が悪いときは控えましょう。

Q10
妊娠中ですがやってはダメ？

A 本書で紹介した体操は、運動不足解消のためのもの。曲に合わせてジャンプしたり、いきむ動作があったりするので、妊娠中の方は控えてください。

Q11
持病があるけどやっていいの？

A 持病によっては運動がすすめられない場合もあります。運動を始める前に主治医やかかりつけ医に相談してから取り組んでください。

体力チェック表

記録すること自体も楽しんで！
自分の体と向き合いながら、
毎日楽しく体操をしていきましょう！

金	土	日	1週間のまとめ
体重 kg 体脂肪率 % [柔軟度が上がったか？] ◎ ○ △ × [姿勢がよくなったか？] ◎ ○ △ × ▼気づいたこと （食事・メンタル面など）	体重 kg 体脂肪率 % [柔軟度が上がったか？] ◎ ○ △ × [姿勢がよくなったか？] ◎ ○ △ × ▼気づいたこと （食事・メンタル面など）	体重 kg 体脂肪率 % [柔軟度が上がったか？] ◎ ○ △ × [姿勢がよくなったか？] ◎ ○ △ × ▼気づいたこと （食事・メンタル面など）	
体重 kg 体脂肪率 % [柔軟度が上がったか？] ◎ ○ △ × [姿勢がよくなったか？] ◎ ○ △ × ▼気づいたこと （食事・メンタル面など）	体重 kg 体脂肪率 % [柔軟度が上がったか？] ◎ ○ △ × [姿勢がよくなったか？] ◎ ○ △ × ▼気づいたこと （食事・メンタル面など）	体重 kg 体脂肪率 % [柔軟度が上がったか？] ◎ ○ △ × [姿勢がよくなったか？] ◎ ○ △ × ▼気づいたこと （食事・メンタル面など）	
体重 kg 体脂肪率 % [柔軟度が上がったか？] ◎ ○ △ × [姿勢がよくなったか？] ◎ ○ △ × ▼気づいたこと （食事・メンタル面など）	体重 kg 体脂肪率 % [柔軟度が上がったか？] ◎ ○ △ × [姿勢がよくなったか？] ◎ ○ △ × ▼気づいたこと （食事・メンタル面など）	体重 kg 体脂肪率 % [柔軟度が上がったか？] ◎ ○ △ × [姿勢がよくなったか？] ◎ ○ △ × ▼気づいたこと （食事・メンタル面など）	
体重 kg 体脂肪率 % [柔軟度が上がったか？] ◎ ○ △ × [姿勢がよくなったか？] ◎ ○ △ × ▼気づいたこと （食事・メンタル面など）	体重 kg 体脂肪率 % [柔軟度が上がったか？] ◎ ○ △ × [姿勢がよくなったか？] ◎ ○ △ × ▼気づいたこと （食事・メンタル面など）	体重 kg 体脂肪率 % [柔軟度が上がったか？] ◎ ○ △ × [姿勢がよくなったか？] ◎ ○ △ × ▼気づいたこと （食事・メンタル面など）	

体の変化を記録して
健康な体になろう!

2か月分の

	月	火	水	木
1 WEEK	体重 kg 体脂肪率 % [柔軟度が上がったか?] ◎ ○ △ × [姿勢がよくなったか?] ◎ ○ △ × ▼気づいたこと （食事・メンタル面など）	体重 kg 体脂肪率 % [柔軟度が上がったか?] ◎ ○ △ × [姿勢がよくなったか?] ◎ ○ △ × ▼気づいたこと （食事・メンタル面など）	体重 kg 体脂肪率 % [柔軟度が上がったか?] ◎ ○ △ × [姿勢がよくなったか?] ◎ ○ △ × ▼気づいたこと （食事・メンタル面など）	体重 kg 体脂肪率 % [柔軟度が上がったか?] ◎ ○ △ × [姿勢がよくなったか?] ◎ ○ △ × ▼気づいたこと （食事・メンタル面など）
2 WEEK	体重 kg 体脂肪率 % [柔軟度が上がったか?] ◎ ○ △ × [姿勢がよくなったか?] ◎ ○ △ × ▼気づいたこと （食事・メンタル面など）	体重 kg 体脂肪率 % [柔軟度が上がったか?] ◎ ○ △ × [姿勢がよくなったか?] ◎ ○ △ × ▼気づいたこと （食事・メンタル面など）	体重 kg 体脂肪率 % [柔軟度が上がったか?] ◎ ○ △ × [姿勢がよくなったか?] ◎ ○ △ × ▼気づいたこと （食事・メンタル面など）	体重 kg 体脂肪率 % [柔軟度が上がったか?] ◎ ○ △ × [姿勢がよくなったか?] ◎ ○ △ × ▼気づいたこと （食事・メンタル面など）
3 WEEK	体重 kg 体脂肪率 % [柔軟度が上がったか?] ◎ ○ △ × [姿勢がよくなったか?] ◎ ○ △ × ▼気づいたこと （食事・メンタル面など）	体重 kg 体脂肪率 % [柔軟度が上がったか?] ◎ ○ △ × [姿勢がよくなったか?] ◎ ○ △ × ▼気づいたこと （食事・メンタル面など）	体重 kg 体脂肪率 % [柔軟度が上がったか?] ◎ ○ △ × [姿勢がよくなったか?] ◎ ○ △ × ▼気づいたこと （食事・メンタル面など）	体重 kg 体脂肪率 % [柔軟度が上がったか?] ◎ ○ △ × [姿勢がよくなったか?] ◎ ○ △ × ▼気づいたこと （食事・メンタル面など）
4 WEEK	体重 kg 体脂肪率 % [柔軟度が上がったか?] ◎ ○ △ × [姿勢がよくなったか?] ◎ ○ △ × ▼気づいたこと （食事・メンタル面など）	体重 kg 体脂肪率 % [柔軟度が上がったか?] ◎ ○ △ × [姿勢がよくなったか?] ◎ ○ △ × ▼気づいたこと （食事・メンタル面など）	体重 kg 体脂肪率 % [柔軟度が上がったか?] ◎ ○ △ × [姿勢がよくなったか?] ◎ ○ △ × ▼気づいたこと （食事・メンタル面など）	体重 kg 体脂肪率 % [柔軟度が上がったか?] ◎ ○ △ × [姿勢がよくなったか?] ◎ ○ △ × ▼気づいたこと （食事・メンタル面など）

金	土	日	1週間のまとめ
体重 kg 体脂肪率 % [柔軟度が上がったか?] ◎ ○ △ × [姿勢がよくなったか?] ◎ ○ △ × ▼気づいたこと (食事・メンタル面など)	体重 kg 体脂肪率 % [柔軟度が上がったか?] ◎ ○ △ × [姿勢がよくなったか?] ◎ ○ △ × ▼気づいたこと (食事・メンタル面など)	体重 kg 体脂肪率 % [柔軟度が上がったか?] ◎ ○ △ × [姿勢がよくなったか?] ◎ ○ △ × ▼気づいたこと (食事・メンタル面など)	
体重 kg 体脂肪率 % [柔軟度が上がったか?] ◎ ○ △ × [姿勢がよくなったか?] ◎ ○ △ × ▼気づいたこと (食事・メンタル面など)	体重 kg 体脂肪率 % [柔軟度が上がったか?] ◎ ○ △ × [姿勢がよくなったか?] ◎ ○ △ × ▼気づいたこと (食事・メンタル面など)	体重 kg 体脂肪率 % [柔軟度が上がったか?] ◎ ○ △ × [姿勢がよくなったか?] ◎ ○ △ × ▼気づいたこと (食事・メンタル面など)	
体重 kg 体脂肪率 % [柔軟度が上がったか?] ◎ ○ △ × [姿勢がよくなったか?] ◎ ○ △ × ▼気づいたこと (食事・メンタル面など)	体重 kg 体脂肪率 % [柔軟度が上がったか?] ◎ ○ △ × [姿勢がよくなったか?] ◎ ○ △ × ▼気づいたこと (食事・メンタル面など)	体重 kg 体脂肪率 % [柔軟度が上がったか?] ◎ ○ △ × [姿勢がよくなったか?] ◎ ○ △ × ▼気づいたこと (食事・メンタル面など)	
体重 kg 体脂肪率 % [柔軟度が上がったか?] ◎ ○ △ × [姿勢がよくなったか?] ◎ ○ △ × ▼気づいたこと (食事・メンタル面など)	体重 kg 体脂肪率 % [柔軟度が上がったか?] ◎ ○ △ × [姿勢がよくなったか?] ◎ ○ △ × ▼気づいたこと (食事・メンタル面など)	体重 kg 体脂肪率 % [柔軟度が上がったか?] ◎ ○ △ × [姿勢がよくなったか?] ◎ ○ △ × ▼気づいたこと (食事・メンタル面など)	

	月	火	水	木
5 WEEK	体重 kg 体脂肪率 % [柔軟度が上がったか?] ◎ ○ △ × [姿勢がよくなったか?] ◎ ○ △ × ▼気づいたこと （食事・メンタル面など）	体重 kg 体脂肪率 % [柔軟度が上がったか?] ◎ ○ △ × [姿勢がよくなったか?] ◎ ○ △ × ▼気づいたこと （食事・メンタル面など）	体重 kg 体脂肪率 % [柔軟度が上がったか?] ◎ ○ △ × [姿勢がよくなったか?] ◎ ○ △ × ▼気づいたこと （食事・メンタル面など）	体重 kg 体脂肪率 % [柔軟度が上がったか?] ◎ ○ △ × [姿勢がよくなったか?] ◎ ○ △ × ▼気づいたこと （食事・メンタル面など）
6 WEEK	体重 kg 体脂肪率 % [柔軟度が上がったか?] ◎ ○ △ × [姿勢がよくなったか?] ◎ ○ △ × ▼気づいたこと （食事・メンタル面など）	体重 kg 体脂肪率 % [柔軟度が上がったか?] ◎ ○ △ × [姿勢がよくなったか?] ◎ ○ △ × ▼気づいたこと （食事・メンタル面など）	体重 kg 体脂肪率 % [柔軟度が上がったか?] ◎ ○ △ × [姿勢がよくなったか?] ◎ ○ △ × ▼気づいたこと （食事・メンタル面など）	体重 kg 体脂肪率 % [柔軟度が上がったか?] ◎ ○ △ × [姿勢がよくなったか?] ◎ ○ △ × ▼気づいたこと （食事・メンタル面など）
7 WEEK	体重 kg 体脂肪率 % [柔軟度が上がったか?] ◎ ○ △ × [姿勢がよくなったか?] ◎ ○ △ × ▼気づいたこと （食事・メンタル面など）	体重 kg 体脂肪率 % [柔軟度が上がったか?] ◎ ○ △ × [姿勢がよくなったか?] ◎ ○ △ × ▼気づいたこと （食事・メンタル面など）	体重 kg 体脂肪率 % [柔軟度が上がったか?] ◎ ○ △ × [姿勢がよくなったか?] ◎ ○ △ × ▼気づいたこと （食事・メンタル面など）	体重 kg 体脂肪率 % [柔軟度が上がったか?] ◎ ○ △ × [姿勢がよくなったか?] ◎ ○ △ × ▼気づいたこと （食事・メンタル面など）
8 WEEK	体重 kg 体脂肪率 % [柔軟度が上がったか?] ◎ ○ △ × [姿勢がよくなったか?] ◎ ○ △ × ▼気づいたこと （食事・メンタル面など）	体重 kg 体脂肪率 % [柔軟度が上がったか?] ◎ ○ △ × [姿勢がよくなったか?] ◎ ○ △ × ▼気づいたこと （食事・メンタル面など）	体重 kg 体脂肪率 % [柔軟度が上がったか?] ◎ ○ △ × [姿勢がよくなったか?] ◎ ○ △ × ▼気づいたこと （食事・メンタル面など）	体重 kg 体脂肪率 % [柔軟度が上がったか?] ◎ ○ △ × [姿勢がよくなったか?] ◎ ○ △ × ▼気づいたこと （食事・メンタル面など）

COLUMN 2

ライザップ体操で体リセット！腰痛、肩こりの改善をサポート

テレワークが続くなか、座る時間が長くなったと感じている人が多いのではないでしょうか。同じ姿勢で長時間いると筋肉は緊張したままとなって血流が滞り、肩こりや首こりなどにつながります。なので、1時間に一度は席から離れ、立って運動をするなど、体をほぐしましょう。

座り姿勢は立位姿勢よりも腰への負担が大きくなるのをご存じでしょうか？　座っていると腹筋に力が入りにくくなるからです。そしてパソコンを使うときのように前かがみになると、さらに腰への負担がアップします。また、座っている時間が長いとだんだんと猫背になってくるのでは。姿勢の悪化は筋力の低下にもつながります。

短時間でできるライザップ体操は、テレワークの合間のリフレッシュタイムに行えば筋肉のリラックスになります。また、衰えがちな筋力を維持・アップさせるので上手に活用してください。

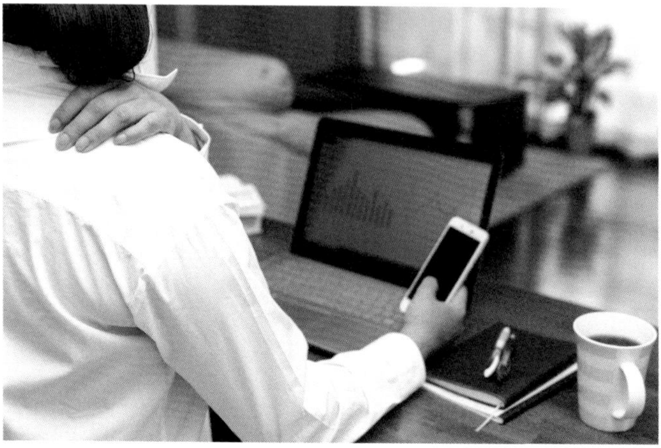

marchan / PIXTA（ピクスタ）

PART 3

もっと知りたい！「ライザップ」

従来のボディメイクプログラムのほか、ライザップ体操といったユーザー目線に立ったプログラムを提案する「ライザップ」。専門機関との共同研究、自治体へのプログラム提供など、人々の健康に貢献し続けています。

実はきつくない!?体づくりを体験できる！

〝チームライザップ〟で結果にコミット

生活習慣病の改善には運動や食事コントロールは欠かせません。さまざまな健康数値を改善することを目的にしたのが、ライザップが提供する医師監修の健康ダイエットプログラムです。ライザップの体づくりの基本は運動と食事。この2本柱からのアプローチで健康的な体へと導きます。運動経験もないし、食事にも気を使ってこなかったからつらいダイエットになるのでは？　そんなことはありません。健康ダイエットプログラムは、1回50分のトレーニングを週に2回、トレーニング器具を使わない運動も実践、1日3食しっかり食べる、というのが特徴。ひとりひとりの体力、ペース、体調を考えたトレーニング内容なので、きついという思いを感じずに進められます。

プログラムに取り組むゲストを支えるのが、マンツーマンで指導にあたる担当トレーナーです。そしてそのトレーナーをサポートするのが、ドクター、管理栄養士、カウンセラー、データアナリストといったスタッフ。チームライザップと呼ばれる専門家集団で結果にコミットします。

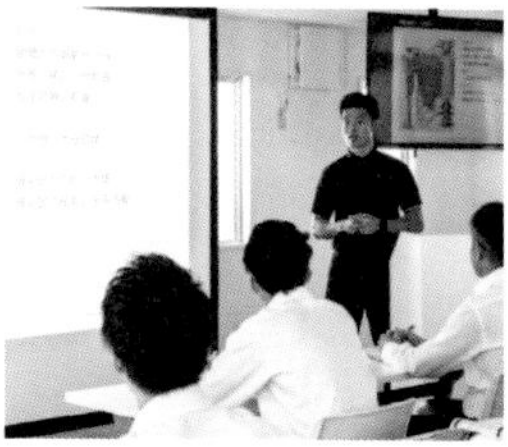

全体研修も定期開催 スキルアップを目指す

トレーナーはトレーニング知識だけでなく、高いコミュニケーション能力も必要。さらに最新の指導法なども全体研修会で学びます。

トレーナーを育成する ライザップアカデミー

ライザップのトレーナーの採用率は3.2％という狭き門。新人研修では192時間に及ぶ教育を実施し、幅広いスキルを学びます。

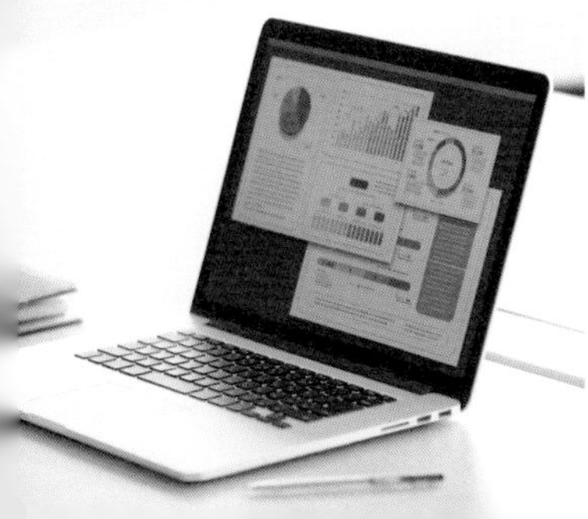

mits / PIXTA（ピクスタ）

誰でも
支えてくれる

チームライザップ

担当トレーナー

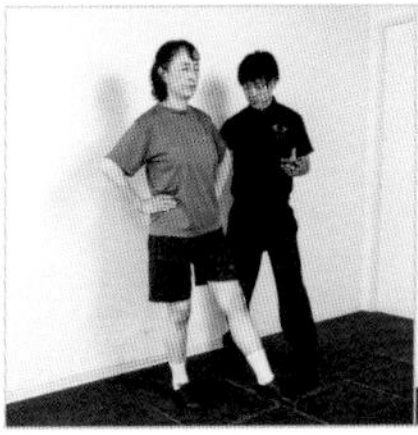
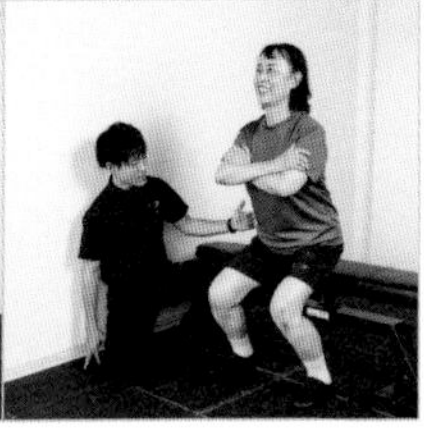
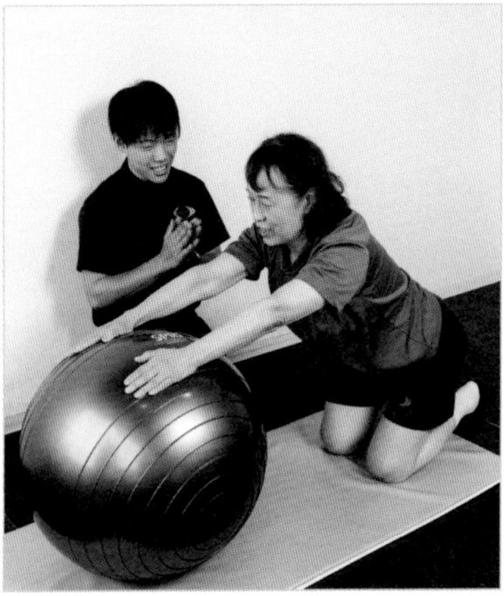

ゲストに寄り添いサポート

運動経験の有無、体力、体調などゲストの体の状態を把握した上でトレーニングメニューを作成。正しい体の動かし方やフォームの確認など、体づくりに必要なことをゲストに合わせて指導します。安全を最大限確保した上でトレーニングを実施。適切な糖質コントロールなど毎日の食事のアドバイスも行います。

ドクター

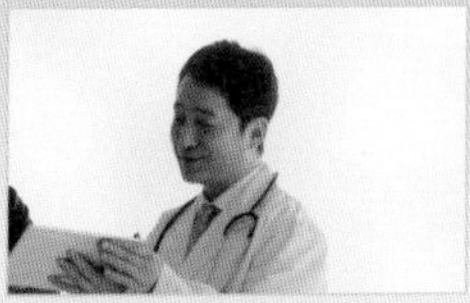

健康の維持・増進を医師がサポート

ゲストの健康数値をトレーナーと共有し、改善につなげます。トレーナーだけでは踏み込めない健康状態の変化に関する疑問、心配事に随時対応。提携する医療機関数は190以上(2020年11月末現在)。

管理栄養士/栄養士

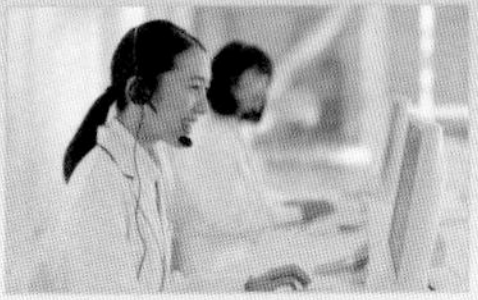

トレーナーを補佐する栄養指導の専門家

食・栄養の専門家として、トレーナーをサポート。専門性の高い栄養相談に乗っています。急な栄養相談などに電話やメールで対応する栄養サポートセンターもあります。

カウンセラー

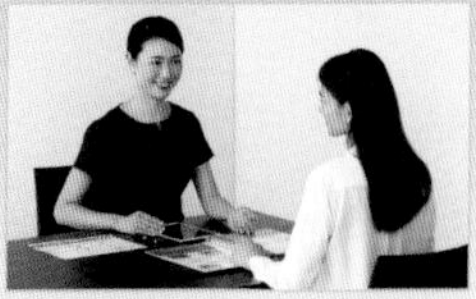

ゲストのメンタルをサポート

入会時からその後の定期カウンセリングを担当。ゲストの体づくりの目的や体の悩みなどを聞き、トレーナーに的確に伝える役目も担っています。

トレーニングメニューの立案などゲストを支えるスタッフ

顧客データを管理・分析する専門家。トレーニングプロセスや最適なトレーニングメニューの立案などに関わり、新たなプログラム開発などにつなげていきます。

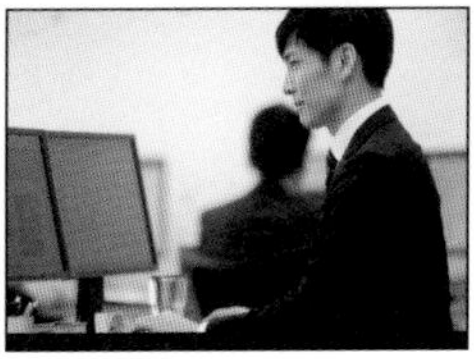

データアナリストも
バックアップ!

医師の監修を受けた安心プログラム

ライザップ「健康ダイエット」とは？

ライザップは医療機関や研究機関と共同し、健康的にやせるための研究に貢献。ライザップメソッドによる健康数値の改善も臨床試験で報告されています。

メタボリックシンドロームについて

メタボの改善に効果的。内臓脂肪が大きく減少

内臓脂肪型肥満といわれるメタボリックシンドローム。19名を対象にライザッププログラムを実施。開始前、開始後8週目に腹部ＣＴ画像を撮影したところ、内蔵脂肪、皮下脂肪とも平均値が大幅に減ったことがわかりました。

n=19　測定値は平均値±標準値差　被験者身長は157〜181cm、トレーニング開始前の体重は57.1〜119.1kg

RIZAPプログラムによる脂肪面積の変化

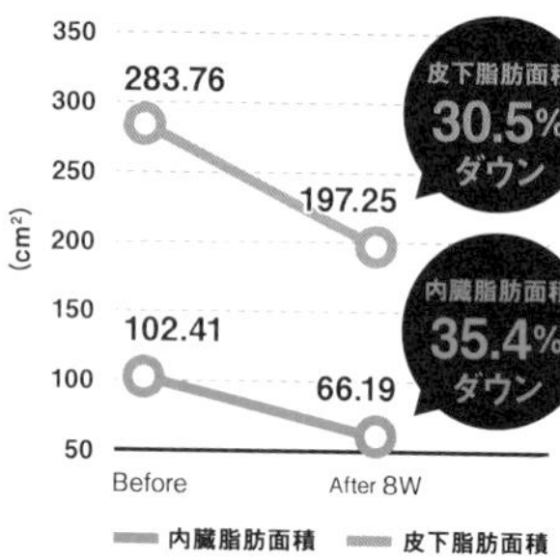

※グラフは平均値の推移

中性脂肪について

中性脂肪が減少し、血中リスクを低減

19名を対象にライザッププログラムを実施し、開始前、開始後8週目、12週目に血液中の中性脂肪を計測。平均値が65.6％と大きく改善。ライザッププログラムが血中リスクを低減するのに役立つことが証明されました。

n=19　測定値は平均値±標準値差　被験者身長は157〜181cm、トレーニング開始前の体重は57.1〜119.1kg

RIZAPプログラムによる中性脂肪（TG）の変化

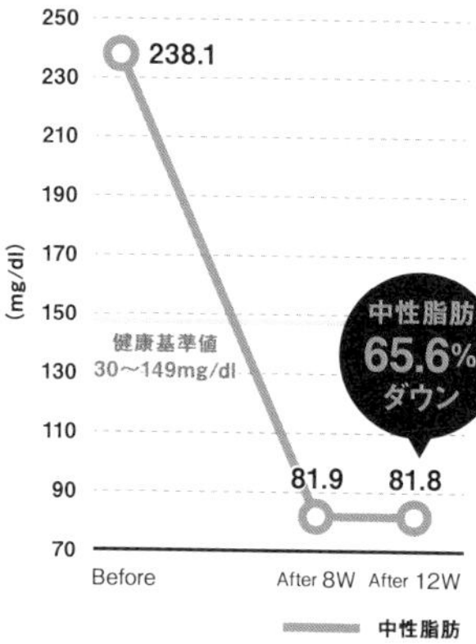

※グラフは平均値の推移

ライザッププログラムの有効性について

健康数値が
異常値から正常値へ

男女259名を対象に、低糖質・高タンパク食事法と筋力トレーニングのライザッププログラムを8週間実施。その結果、糖代謝、肝機能、脂質代謝に関わる血液数値に改善の効果が期待できることが判明しました。

改善グラフ

HbA1c ヘモグロビンエーワンシー

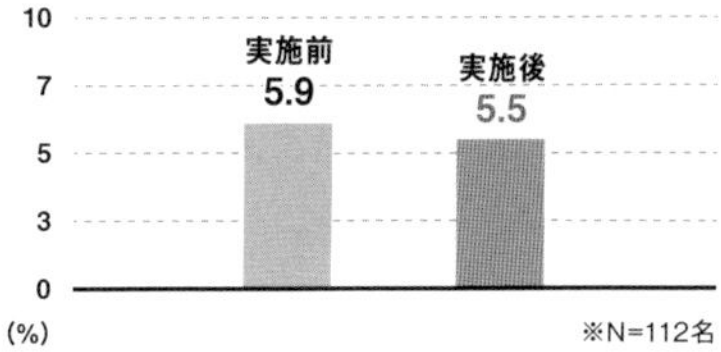

TG 中性脂肪

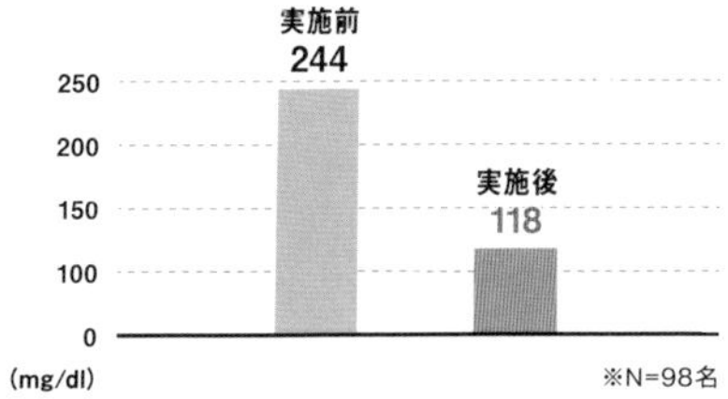

GOT アミノ基転移酵素

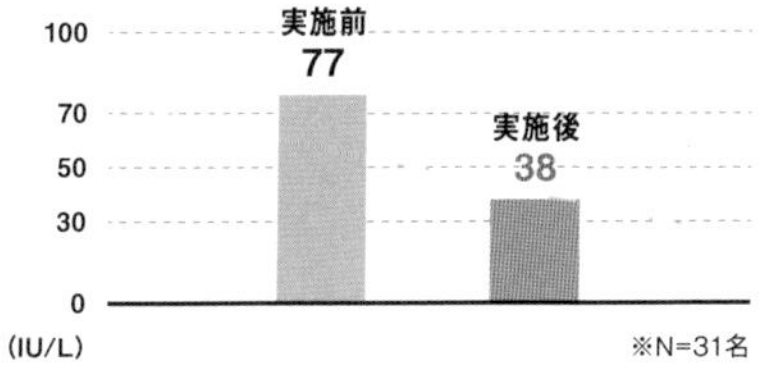

【筑波大学体育系 渡部研究室】

メンタル面の有効性について

ライザッププログラムで健康を手に入れて前向きな気持ちへ

82名を対象にライザッププログラムを実施し、開始前後の心理状態を調査。その結果、心理的に前向きになる変化が生み出されること、自分自身に対して肯定的な感情が大きくなり、否定的な感情が自信や期待へと変化していくことが示唆される結果になりました。

自尊心の変化

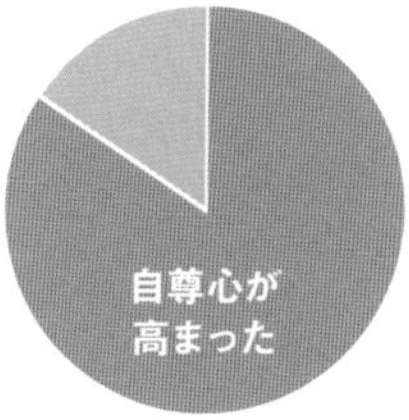

●入会時にうつ傾向がみられる人（40点以上）は、プログラム終了時に平均4.4点改善

●入会時にうつ傾向がみられない人（40点未満）は、平均1.8点改善

※自己評価式抑うつ尺度で40点以上がうつと言われています。

「健康でない／あまり健康でない」と考えている人の割合

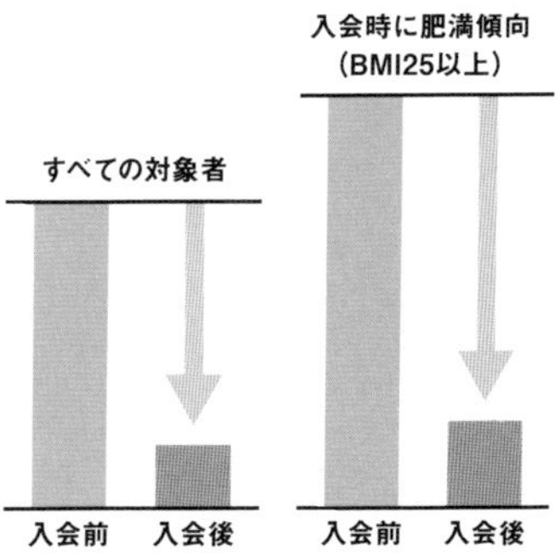

【筑波大学水上研究室】

な体」を手に入れました！

CASE 1

お腹が凹んで、カッコいい！体型に。外出が楽しくなりました！

芥川伸也さん（69歳）

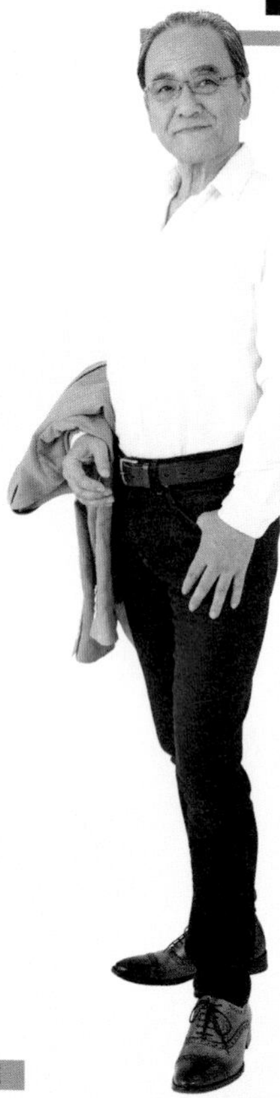

お腹が出てしまった体型、疲れやすくなって孫とも一緒に遊べない……。この2つを3か月で解決してくれたのがライザップのプログラム。体重と体脂肪の減少には正直びっくりしました。食事も運動も無理なく行える内容だったので続けられたのだと。体への負担はなく、自然に結果がついてきたという感じでした。

毎朝の散歩でも足がもたつくことはなくなり、駅の階段の上り下りも息が切れることもなし！ 足腰が強くなり、体力がついて元気になったことを実感し、普段の生活が楽になりました。孫とも楽しく過ごしています。さらに嬉しかったのが、体がぐっと筋肉質になって引き締まり、まわりから「カッコいい！」と言われるようになったこと。心身が若返った感じで、外出するのが楽しくなりました。「You can do it」。同じ世代の方に大きな声でこう言いたいです！

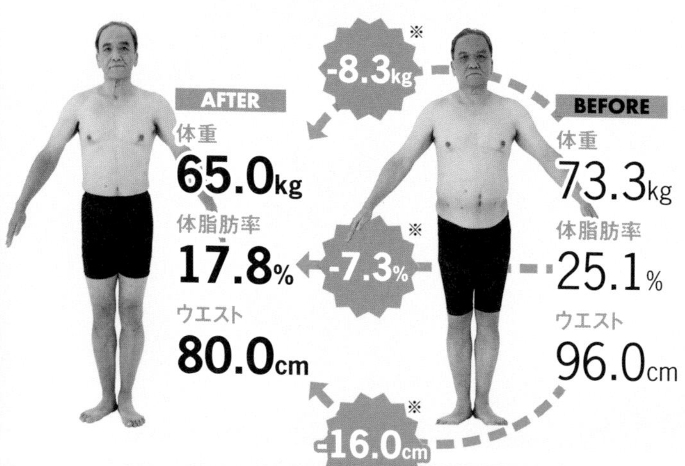

※芥川伸也さんのプログラム実施期間は3ヶ月間になります。※結果には個人差があり、効果を保証するものではありません。※適切な食事管理を行い、個人に合わせて目標数値を管理しています。※芥川さんの体重・体脂肪率・ウエストの減少幅はRIZAP統計上傑出した数値です。※RIZAPでのプログラム体験者N=10人（60～77歳）の数値を統計処理した結果、確率的に可能な数値（四分位法による）は2ヶ月で体重：-6.5～0.9kg、体脂肪率：-6.0～1.3%（実績値、2020年3月 日本臨床試験協会調べ）ウエスト：-15.33～6.88cm（実績値、2020年12月 日本臨床試験協会調べ）であり、2ヶ月後の成績がこの範囲に収まらない者の割合は体重・体脂肪率・ウエストいずれも0%です。

トレーニング実施期間：2020年7月8日～10月1日

いくつから始めても
大丈夫！

ライザップで「元気

CASE 2

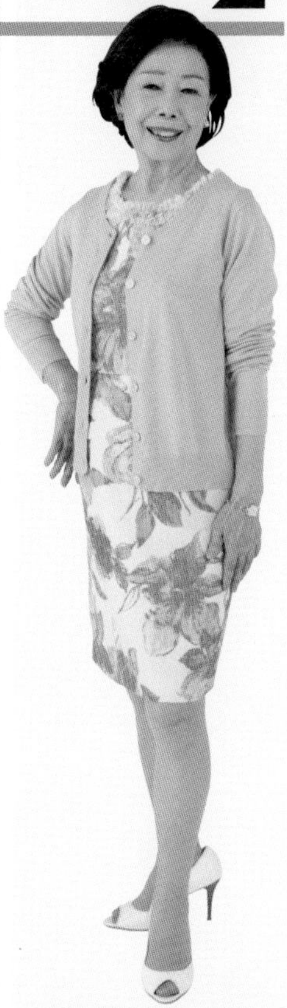

きれいに健康的にやせた体に満足！生活を見直し、活力ある毎日に！

岩崎けこさん（76歳）

くびれなんてどこにあるの？という"寸胴体型"。隠れ肥満と言われていたことも気になっていました。体重を減らしすぎると逆にやつれて見えるので、そうならないようにとトレーニングを開始。私の体力に合わせて運動を進めてくれたので、不安なく取り組むことができました。自分の納得できるやせ方ができたことに満足しています。気持ちも上向きになり、生活にも活気が出てきました。

トレーニングを通して気づかされたのは、糖質が多くてタンパク質が少ない自分の食事。栄養素をどのようにとればきれいにやせるかを丁寧に教えていただき、自分の生活を見直すきっかけにもなりました。食事面で学んだことを今後の体型維持につなげていきたいです。見た目を変えたい気持ちがあれば年齢は関係なし！　いつから始めても遅くありません。私がそれを証明しましたから（笑）。

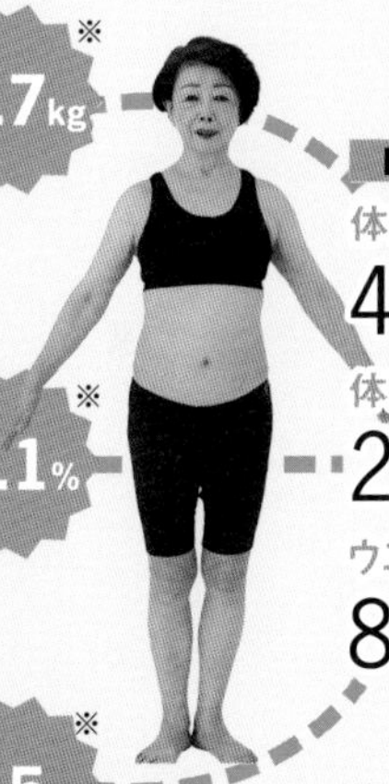

BEFORE

体重
49.5kg

体脂肪率
29.4%

ウエスト
82.0cm

-1.7kg※

-2.1%※

-2.5cm※

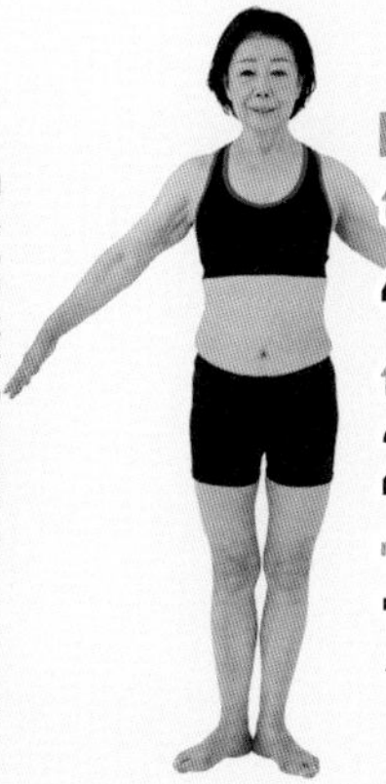

AFTER

体重
47.8kg

体脂肪率
27.3%

ウエスト
79.5cm

※岩崎けこさんのプログラム実施期間は3ヶ月間になります。※結果には個人差があり、効果を保証するものではありません。※適切な食事管理を行い、個人に合わせて目標数値を管理しています。※RIZAPでのプログラム体験者N＝10人（60～77歳）の数値を統計処理した結果、確率的に可能な数値（四分位法による）は2ヶ月で体重：-6.5～0.9kg、体脂肪率：-6.0～1.3%（実績値、2020年3月 日本臨床試験協会調べ）ウエスト：-15.33～6.88cm（実績値、2020年12月日本臨床試験協会調べ）であり、2ヶ月後の成績がこの範囲に収まらない者の割合は体重・体脂肪率・ウエストいずれも0%です。

トレーニング実施期間：2020年7月6日～9月28日

CASE 3

お腹まわりが引き締まってスリムに！ おしゃれや外出を楽しんでいます

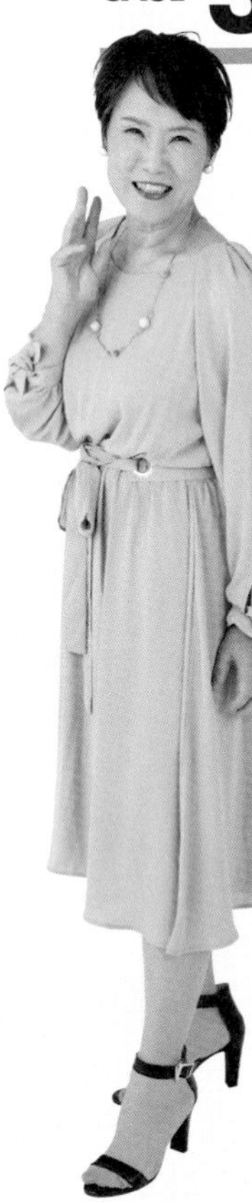

島かおる子さん（74歳）

お腹のまわりにある浮輪をスッキリさせたい！ そんな思いでトレーニングに取り組み、3か月後にはウエストが17㎝減少。鏡に映った以前とは違う自分を見たときは、やっぱり嬉しかったですね。

トレーナーさんから食事面できっちり指導を受けられたことが成果につながったと思っています。日常生活で感じたのは、体が軽くなり疲れにくくなったこと。歩くのも速くなりましたし、動作も機敏になったと実感。旅行に行きたい、友人とランチに行きたい、趣味の絵画館巡りもどんどんしたい……と、やりたいことに貪欲になりましたね。おしゃれを楽しむ気持ちの余裕も出てきて、今まで着たことがなかったふわふわのスカートにも挑戦。夫や娘から「スリムになって若返ったね」、友人から「違う人みたいだね」って言われ、幸せです。健康でいることがみんなの幸せにつながるんですね！

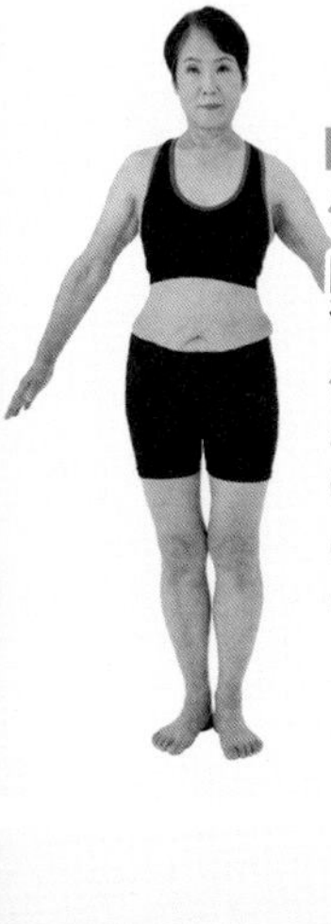

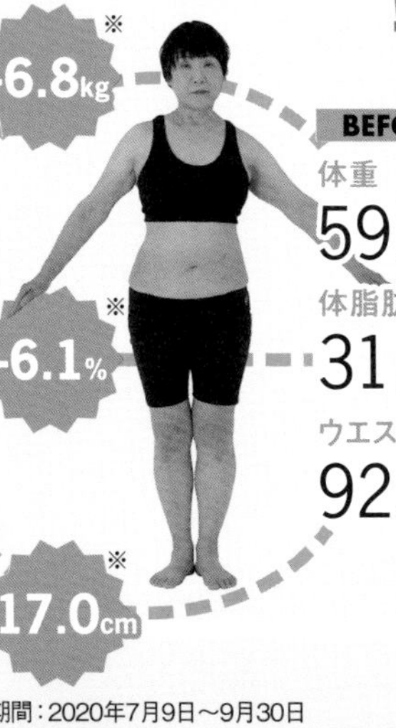

AFTER

体重
52.3kg

体脂肪率
25.5%

ウエスト
75.0cm

BEFORE

体重
59.1kg

体脂肪率
31.6%

ウエスト
92.0cm

-6.8kg ※

-6.1% ※

-17.0cm ※

トレーニング実施期間：2020年7月9日～9月30日

※島かおる子さんのプログラム実施期間は3ヶ月間になります。※結果には個人差があり、効果を保証するものではありません。※適切な食事管理を行い、個人に合わせて目標数値を管理しています。※島さんの体重・体脂肪率・ウエストの減少幅はRIZAP統計上傑出した数値です。※RIZAPでのプログラム体験者N＝10人（60～77歳）の数値を統計処理した結果、確率的に可能な数値（四分位法による）は2ヶ月で体重：-6.5～0.9kg、体脂肪率：-6.0～1.3%（実績値、2020年3月 日本臨床試験協会調べ）ウエスト：-15.33～6.88cm（実績値、2020年12月 日本臨床試験協会調べ）であり、2ヶ月後の成績がこの範囲に収まらない者の割合は体重・体脂肪率・ウエストいずれも0%です。

CASE 4

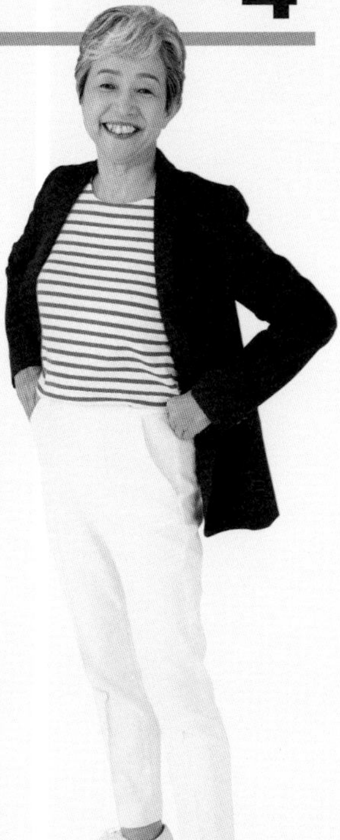

姿勢がよくなり動ける体に！チャレンジ精神も湧いてきました

萬匠範子さん（69歳）

しんどいことをするのは嫌いだし、運動も苦手なので、最初はトレーニングを続けられるか不安でした。でも、トレーナーさんが焦らず私のペースに合わせて一緒に取り組み励ましてくれたので、もう少しできるようになりたいなと思いながら続けることができました。

大きな変化は、姿勢がよくなって、顔を上げて颯爽と歩けるようになったこと。フットワーク軽く動けるようになり、楽に2万歩は歩けるようになりました。体力がついてきたので、駅ではエスカレーターではなく、階段を上るようになりました。筋力はしっかりトレーニングすればつくんですよ。なんでもやってみようというチャレンジ精神が戻ってきました。いつまでも元気で自分の足で歩きたい、自分の口で食事をしたい……時間や労力やお金を健康維持のために使うことは、将来を考えた自己投資なんですね。

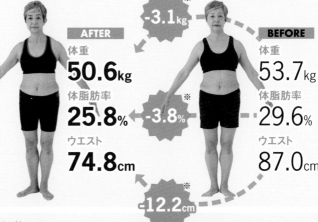

AFTER

体重 **50.6kg**

体脂肪率 **25.8%**

ウエスト **74.8cm**

-3.1kg※

-3.8%※

-12.2cm※

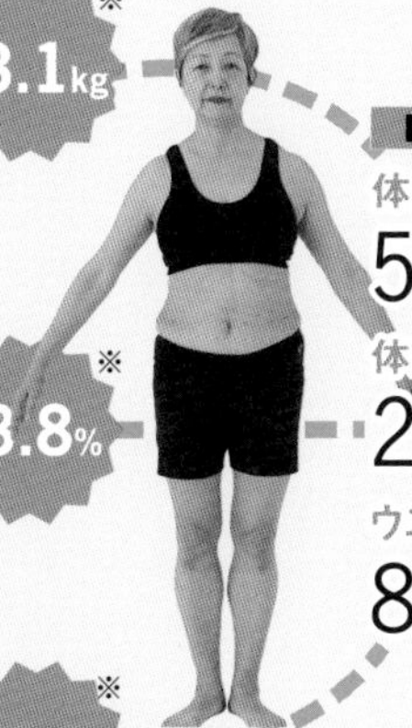

BEFORE

体重 53.7kg

体脂肪率 29.6%

ウエスト 87.0cm

トレーニング実施期間：2020年7月8日～9月28日

※萬匠範子さんのプログラム実施期間は3ヶ月間になります。※結果には個人差があり、効果を保証するものではありません。※適切な食事管理を行い、個人に合わせて目標数値を管理しています。※RIZAPでのプログラム体験者N＝10人（60～77歳）の数値を統計処理した結果、確率的に可能な数値（四分位法による）は2ヶ月で体重：-6.5～0.9kg、体脂肪率：-6.0～1.3%（実績値、2020年3月 日本臨床試験協会調べ）ウエスト：-15.33～6.88cm（実績値、2020年12月 日本臨床試験協会調べ）であり、2ヶ月後の成績がこの範囲に収まらない者の割合は体重・体脂肪率・ウエストいずれも0%です。

自宅でできるライザップ
体操編

発行日	2021年7月5日　初版第1刷発行
発行者	久保田榮一
発行所	株式会社 扶桑社
	〒105-8070　東京都港区芝浦1-1-1　浜松町ビルディング
	電話　03-6368-8870（編集）
	03-6368-8891（郵便室）
	www.fusosha.co.jp
印刷・製本	大日本印刷株式会社

STAFF

デザイン	原てるみ　野呂 翠（mill inc.）
DTP制作	生田 敦
編集協力	和田方子
映像制作	高橋英伸（株式会社fritz）
運動監修	RIZAP株式会社
運動実演	田高将也　佐藤優季奈（RIZAP株式会社）
人物撮影	山田耕司（株式会社扶桑社）
ヘアメイク	飯野みなこ
イラスト	山口正児
校正・校閲	小出美由規
編集	樋口 淳（株式会社扶桑社）
監修	RIZAP株式会社

ISBN 978-4-594-08828-6

チェックカレンダー

CALENDAR

毎日、どの体操を行ったかをカレンダーに記入しましょう。
行った体操の番号を日付に書き留めてください。

6	7
13	14
20	21
27	28

1 ライザップ体操 ストレッチ編

バックランジwithツイスト → ドロップランジ → ラテラルスクワット → カーフストレッチ → 三角のポーズ

2 ライザップ体操 筋トレ編

ツイストランジ → スクワット → スモウスクワット → サイドランジ → サイドジャンプ → ツイストニーキック → クールダウン

▶ノーマル

▶スロー

3 ライザップ体操 リズム体操編

ツイストランジwith体ひねり → ジャンピングスクワット → 手振り → ツイストパンチ → ラテラルスクワット → 脚クロスタッチ → ツイストニーキック → ジャンピングスクワット → 手振り → ツイストパンチ → クールダウン

※裏表は同じものです。
こちらを使って、2か月分チェックしましょう!

ライザップ体操

月

1	2	3	4	5
8	9	10	11	12
15	16	17	18	19
22	23	24	25	26
29	30	31		

▼気になったことを書いてみましょう